花と生命の営み

―岡山大学薬用植物園にて―

はじめに

　緑豊かな岡山大学津島キャンパスで生活するようになると、朝の散歩が楽しみになりました。四季と生物多様性を最も身近で感じることができるのが医歯薬学総合研究科の附属施設として設置されている薬用植物園です。この植物園には薬草を始めとする500種類の植物が四季に渡り、花をつけています。花があれば蜂、蝶、蜻蛉、蝉、蜘蛛を始め多くの昆虫たちがやってきます。花が実をつけ、昆虫が居れば、様々な鳥たちもやってきて生命の営みを観察することができます。

　植物の立て札の解説を見ていると学生時代の薬理の講義や漢方薬の効能が蘇ってきました。薬草を学ぶうちに薬草が薬としてのみならず、食料、香料（ハーブ）、染料としてまた鑑賞、生け花、茶花、ガーデニングと活用されており、薬草がいかに日本人の生活に溶け込んできたかが改めてわかりました。

　最初は標準レンズで撮影していましたが、接写や望遠レンズに替えてみると新たな世界が見えてきました。花の美しさはその機能とも関係があるのに気づきました。私には以前から景色を眺めていると病気や臓器を連想する癖があります。特に接写レンズで拡大してみると様々な姿を連想してしまうので、そのいくつかもご紹介したいと思います。

　本書では私が切り取った写真とインスピレーション、つぶやきに加えて、谷口抄子先生に専門的な解説やそれにまつわるお話を加えていただきました。植物園の花と生き物たちの営みのアートな世界を楽しんでいただければと思います。

　なお、昆虫・鳥類に関しては元日本蝶類学会会長の大屋厚夫博士に監修していただきました。この場をお借りして厚く御礼申し上げます。

岡山大学前学長
香川県病院事業管理者

槇野 博史

薬用植物園に広がる小さな世界

　漢方薬を始めとして今日でも使われている多くの医薬品が植物成分から開発されてきました。薬用植物（薬草）というと特殊な植物という印象を持たれるかもしれないですが、名前を聞いたことのある身近な植物も実はとても有用な成分を含んでいたりもします。薬学部の学生は、薬用植物園で医薬品のもととなった実物の植物を実際に見て学びます。真偽は定かではないですが、岡山大学の薬用植物園は、1978年の開設当初は、薬学部の各研究室に区画が割り当てられており、各研究室の学生は見るだけでなく栽培もしていたとか…

　多くの薬草では薬用成分が含まれるのは種子や茎葉であり、薬学部で学ぶのも教科書に載っているのも有用な部位と含まれる成分についてであって、花を目にする機会は残念ながらあまりありません。でもよく見ると、様々な薬草たちが季節ごとに植物園のあちらこちらで可憐な花を咲かせ、花に集う虫たちの様子を観察することが出来ます。そこには、近年のAI（人工知能）やDX（デジタルトランスフォーメーション）といった効率性や有用性ばかりを重要視する今の時代においては、見過ごしてしまっている小さな世界が広がっており、確実な生命の営みがあります。自然科学とは、本来、そうした見逃してしまいそうな世界に興味を持って観察することから始まるのではないかと、この写真集を見ていてふと思いました。

　普段、あまり多くの人に見てもらう機会のない薬用植物園の花々と昆虫たちの営みを、医学者であり写真家でもある槇野博史先生の美しい写真と、薬用植物成分の研究者であり薬草園の管理に長年ご尽力頂いた谷口抄子先生の解説で、色鮮やかに記録して頂いたことに植物園園長として心より感謝いたします。

　岡山大学の薬用植物園は通常は公開していませんが、折々に一般公開をしています。機会があれば、この写真集を片手に訪れてみませんか？

岡山大学薬学部・薬用植物園園長

小野　敦

刊行に寄せて

　岡山大学の薬用植物園は、大学院医歯薬学総合研究科の附属施設であり、4708㎡という広い敷地面積を有しています。園内では、漢方処方に配合される生薬の原植物はもちろんのこと、医薬品原料として利用される植物、民間薬として利用される植物、スパイスやハーブなどとして利用される植物など多数の植物が栽培されています。特に、薬としての用途に加えて食品や嗜好品などとして利用される植物が充実しています。これら多種類の植物を栽培するために、広い敷地面積を有しているわけですが、本園はキャンパス内の薬学部棟のすぐ西側に位置しており、講義室から数分足らずでアクセスすることができます。そのため、1年を通じて植物の変化を観察しやすい環境にあることが本園の優れた点であると思います。私が専門としている薬学分野において、薬用植物の知識は欠かすことのできないものであり、加工された生薬だけでなく、生の原植物を、五感を使って学ぶことは非常に重要です。園内の植物には、植物や薬効について解説した札が設置されており、講義や実習だけでなく学生が自主的に学習する際にも大いに役立っています。

　本書では、本園で栽培されている植物を中心に約150種の植物が、花期、植物の形態、他の生物との関係などから章立てされ、美しい写真とともに紹介されています。普段私は、薬学的あるいは植物学的視点から植物を観察してしまいがちですが、本書に記載されている説明文や写真を見ておりますと、様々な視点から植物および植物を取り巻く自然環境を観察することの楽しさに改めて気付かされます。ぜひ多くの方に本書を手に取っていただき、植物が見せる様々な姿を楽しんでいただければと思います。本書が植物や自然に興味をもつきっかけとなることを願っております。

岡山大学学術研究院医歯薬学域（薬）准教授

栗本　慎一郎

目次

本書の記載方針

植物の名称ならびに表記方法

　季節やテーマによって章を分け、写真を撮った時の感想やちょっとした花言葉や豆知識などの"つぶやき"とともにそれぞれの写真にタイトルを付けました。写真の下には、植物および昆虫、鳥の和名を示し、大部分の写真には植物の性質や利用についてできるだけ専門的になりすぎないように説明文を加えました。その中で、植物の名称や表記は、立場によって異なることがあるため、タイトルやつぶやきの文章では文学的な表現として、一般的な漢字表記にふりがなを加えたものが多くなりました。一方、自然科学分野での植物の名称はカタカナ書きが基本とされるので、写真下では標準的な和名をカタカナ書きとしました。この際、園芸品種など植物の種の断定が難しいものは、代表的な植物の仲間として扱っています。植物の名前の由来の説明では漢字表記を優先させた場合もあります。さらにハーブやスパイスなどで利用される植物は標準的な和名よりもハーブ名の方が通用することもあるので、それらについても適宜紹介しました。

　また、植物の薬用とする部位を特定し、薬として利用するための加工（多くは乾燥）を行ったものを生薬と呼びます。この生薬にはまた別な名称（生薬名）が与えられます。生薬の多くは漢方薬に配合して利用され、その場合は漢字表記がわかりやすいので、漢字表記にふりがなとしました。

巻末の科名と学名

　本書に掲載された植物については、巻末に、和名とその植物の属する科名、および学名を加えました。植物の分類は近年発達した遺伝子情報に基づく解析が進み，これまでの図鑑などで馴染みのあるエングラーの分類体系から遺伝子情報に基づく新しい分類体系［被子植物についてはAPG（Angiosperm Phylogeny Group）と呼ばれる］に移行しており、インターネットなどの表記にも混乱が見受けられます。現在、薬学関係の公定書である日本薬局方が新エングラーの分類体系を採用していることから、科名については、新エングラーの分類体系を基本として、APG分類と異なる場合は、APG分類に基づく科名を加えました。また、学名にも多様な見解があり主に広く使用されているものとして「米倉浩司・梶田忠（2003-）「BG Plants 和名－学名インデックス」（YList），http://ylist.info」のなかで標準とされるものを採用しました。

参考（多くの成書を参考にしました。以下に代表的な書籍を挙げます。）

岡山の薬草（原色図鑑）、奥田 拓男（著）、山陽新聞社（1982）

続・岡山の薬草（原色図鑑）、奥田 拓男（著）、山陽新聞社（1984）

新訂原色 牧野和漢薬草大図鑑、岡田 稔（監修）、北隆館（1988）

日本薬草全書、田中 俊弘（著）、新日本法規出版（1995）

明解　家庭の民間薬・漢方薬—薬用植物利用のすべて、水野 瑞夫（著）、米田 該典（著）、新日本法規出版（1983）

世界薬用植物百科事典、アンドリュー シェヴァリエ（著）、難波 恒雄（翻訳）、誠文堂新光社（2000）

薬草（野外ハンドブック（11））、井波 一雄（解説）、会田 民雄（写真）、山と渓谷社（1985）

食べる薬草事典—春夏秋冬・身近な草木75種（大地の薬箱）村上 光太郎（著）、農山漁村文化協会（2010）

利用については各自の責任でお願いします。
効果などを保証するもではありません。

薬用植物園は岡山大学唯一の植物園であり、通常非公開の施設です。公講演会やホームカミングデーなどに合わせて一般公開を行っています。高校生へのオープンキャンパスや、大学訪問など大学、学部行事に合わせて公開しています。また、授業や研修などで、申し込み、相談のうえ利用できる場合もあります。

第1章　胡蝶の夢

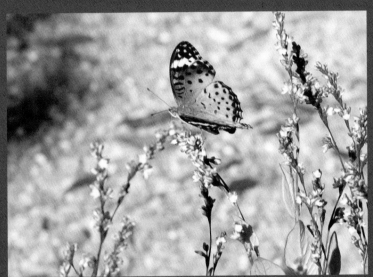

ツマグロヒョウモンの雌とアイ

幼少の頃、裏庭で従姉妹たちとよく遊んだ。

春になると次々に花が咲きはじめる。父親が植えている、キャベツ、
えんどう豆にモンシロチョウがやってくる。おっかけるがなかなか
捕まらない。植物を観察していると葉も花びらも蝶に見えてくる。
荘子は蝶になってひらひらと飛んでいる夢を見たという、自分は蝶
なのだろうか？蝶が自分なのだろうか？（胡蝶の夢より）

第1章では蝶の印象から始まり早春から初夏にかけて咲く幻想的な
花、動物や人形にも見えるユニークな植物の姿を紹介します。

春を告げる蝶

まだ寒い2月に春を告げる花、満作。枯れ葉の間に咲いてまるで蝶のよう。

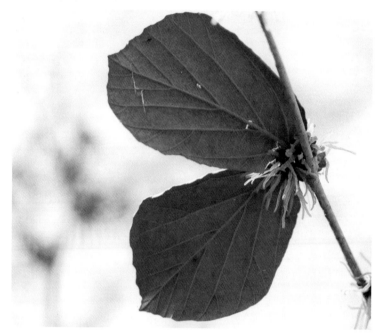

マンサクの仲間

マンサクという名前の語源は諸説あるようです。まだほかの植物は眠っているように見える肌寒い早春に、真っ先に咲くので「まんず咲く」に由来とする説が一番わかりやすいですね。

いつも蝶が

不思議な花がある。見るといつも蝶が止まっている。この写真
は大屋博士の図鑑『日本列島の蝶』に採用していただいた。

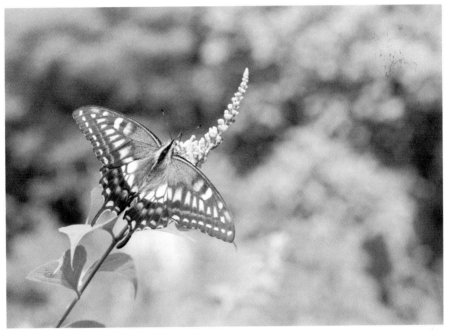

フサフジウツギとキアゲハ

筒状の小さな紫色の花を房状につける落葉低木です。この植物とその仲間は蝶が好ん
で蜜を吸うことから、Butterfly Bush（蝶の木）とも呼ばれます。漢名では酔魚草で
魚毒活性が知られ、サポニンと呼ばれる成分を含み、服用すると毒なので危険です。

白蝶の舞

紫陽花の萼が蝶のように見えます。

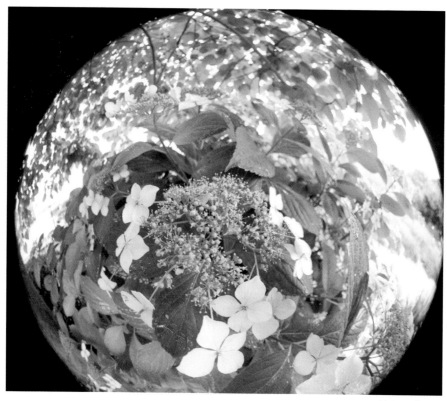

ガクアジサイ

梅雨時を彩るアジサイ。その花は解熱に利用されることがあります。蝶の羽に見える部分は花の一部である萼が発達したものです。

花は舞う蝶のよう。においはカメムシ？

蝶の群れが舞いながら春を運んでいるよう。

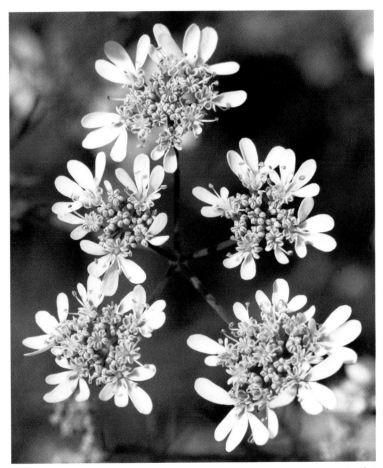

コエンドロ

"コエンドロ"のハーブ名は"コリアンダー"。果実がカレーなどにも利用されます。若い茎葉はベトナム料理によく使われる香辛野菜の"パクチー"です。なんとカメムシのにおいがします。可愛らしい花とのギャップにびっくりです。

胡蝶の舞

猫の大好きな犬薄荷に蝶が求愛。

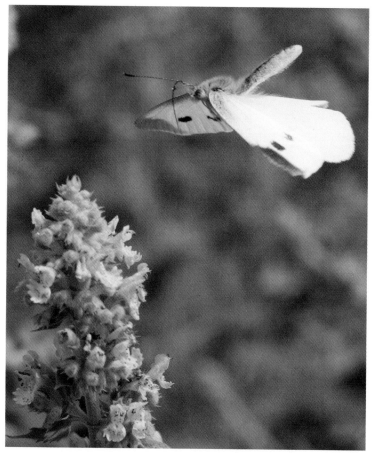

イヌハッカとモンシロチョウの雄

和名は "イヌハッカ"、この場合の犬は、犬畜生の犬を指し、役に立たない薄荷の意味とされます。一方、ハーブ名では "キャットニップ" と呼ばれます。人間がかぐと、あまり良い香りとは思えませんが、猫は大好きとか。一度だけ、子猫をこの植物のそばに置いてみたら、本当にうれしそうでした。

蚕が？偏食の極み

偏食の極め付けの植物。オオルリシジミの幼虫はクララの蕾と花しか食べない。クララの自生地がかなり減少しており、オオルリシジミは絶滅危惧種となっている。

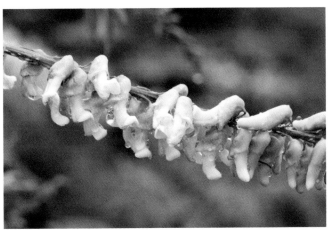

クララ

根が苦く嚙むと"くらくら"するので、クララの名前が付いたとされます。薬としては根が"苦参"と呼ばれ、皮膚病などに外用されます。

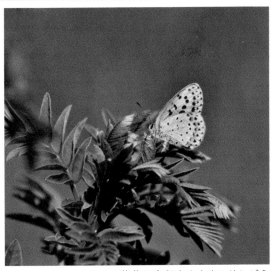

クララの若芽に産卵するオオルリシジミ
熊本県阿蘇郡白水村　1997年5月4日
撮影：大屋厚夫

黄蝶の乱舞

植物園の入り口で乱舞している黄蝶がお出迎え。

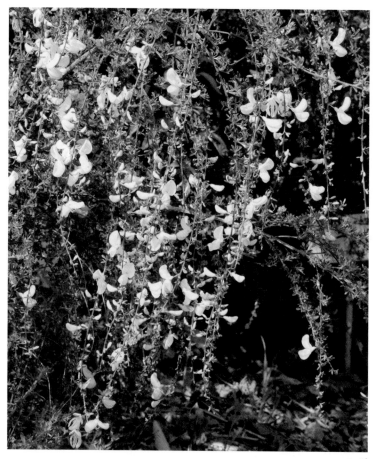

エニシダ

可愛らしい花からは想像しにくいですが、アルカロイド成分を含み有毒です。

可愛い妖精

樹の下に群生している。覗き込んで見ると妖精が白い羽をひら
ひらさせて飛んで来たようだ。

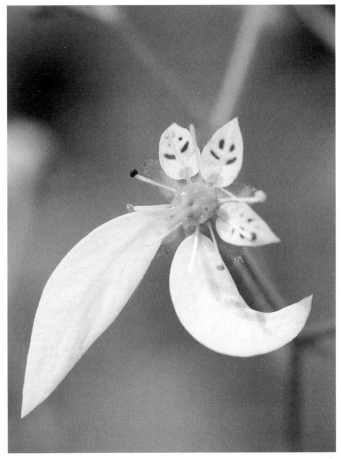

ユキノシタ

日陰を好む植物です。写真にはありませんが、葉は油と相性が良く、てんぷらとして
食べても美味です。子どもの中耳炎に葉を絞った液を垂らすとよいとされます。

黄蝶の会話

黄蝶が二羽、ゆらゆらと飛んでいる。楽しい会話が聞こえてき
そうだ。地中で実を付ける不思議な植物。

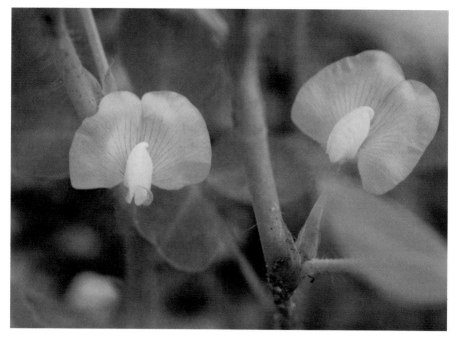

ラッカセイ

"ラッカセイ"は漢字で書くと"落花生"、別名は"ナンキンマメ"ですので、ナッツ
としておなじみですね。花が終わったあと、子房柄と呼ばれる特殊な器官が発達し、地
中に潜り、その先に実を付ける珍しい生態を持っています。花はマメ科の代表的な形
をしており、このような花を蝶花と呼びます。

一夜の夢

今宵は咲きそうだと連絡をいただき植物園に駆けつけた。小ぶりながら咲きそうな一輪を見つけた。見ている時に一つの花弁が開いた、次の瞬間にもう一つ、もう一つと次々に花弁が開くのが不思議である。ぱっと音がしそうである。朝にはもう閉じてしまう。一晩しか咲かないそうだ。咲いた月見草の傍に赤くしぼんだ花が。昨日咲いたそうだ。小雨が降り出した。

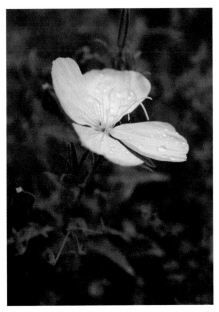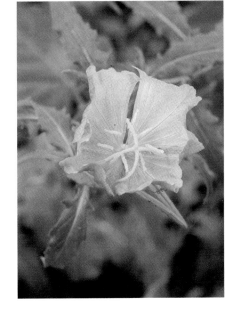

ツキミソウ

美人画で有名な岡山の竹久夢二が"ヨイマチグサ（宵待草）"と呼んだ植物は、オオマツヨイグサ、アレチマツヨイグサなど川辺などに群生する黄色い花を咲かせるマツヨイグサの仲間とされます。一方、これらのマツヨイグサのことをツキミソウと呼ぶこともあるので、話はややこしくなります。真正のツキミソウは純白の4枚の花弁をもつ、この植物のことです。夕方少し暗くなり始めるころ花を開く様子は、本当に幻想的です。

空に向かう羽根

カミツレの花は、バドミントンの羽根が飛び上がっているようだ。一方、紫馬簾菊の花はピンクの大柄な羽根が天に向かっている。

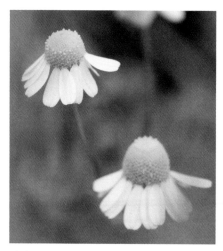

カミツレ

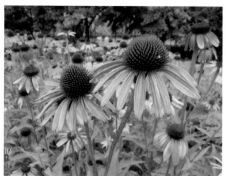

ムラサキバレンギク

この2種のキク科の花の構造は、ヒマワリの構造と似ています。花弁状の花は舌状花と呼ばれ、中央付近の花は管状花（筒状花）です。この管状花の部分が熟すと段々盛り上がってきます。カミツレはハーブ名で"カモミール"と呼ばれ、花がハーブティーとして、ムラサキバレンギクは根をサプリメントとして利用されます。

綿毛のワイングラス

綿毛には不思議な力が宿っている。幼い頃、競って吹き飛ばした。透かしてみると地球儀のように立体的に浮かび上がる。拡大するとワイングラスがいっぱいのように見える。夢が広がる。

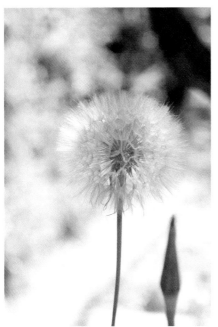

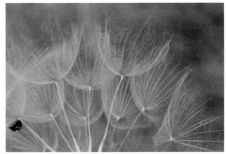

キバナムギナデシコ

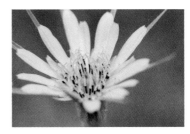

来園された方から時々尋ねられます。「あのタンポポのお化けのような植物の名前は？」まさしく、巨大化したタンポポのようです。キク科の中でもタンポポ亜科に分類されるこの植物は、果実を付けた冠毛を球状に付けます。遠くに子孫を残す戦略ですね。

白のシャンデリア

白木蓮が肌寒い３月の植物園を明るく照らしていた。翌週には残念ながらヒヨドリに花をかじられていた。

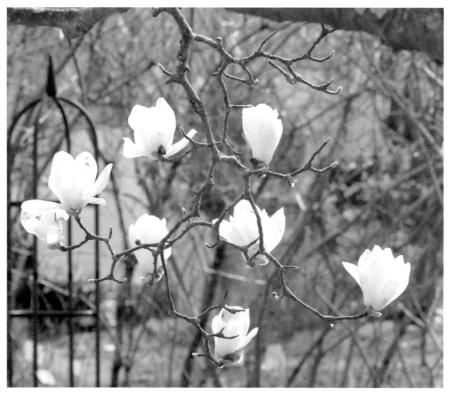

ハクモクレン

モクレンの仲間はその蕾を鼻づまりの解消を目的に漢方処方に配合して利用します。

放春花

幼少の頃から我が家の庭で春を告げていた花だ。ボケは放春花（ほうしゅんか）とも呼ばれ、白・ピンク・朱と和服にお似合いだ。

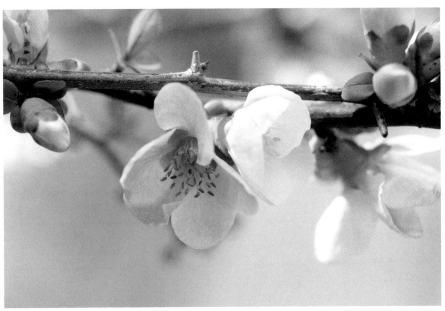

ボケ

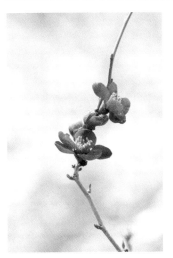

ボケを漢字で書くと"木瓜"です。また、果実を生薬名では"木瓜（もっか）"と呼びますが、バラ科で近縁（同属）のカリンの生薬名も同じ"木瓜（もっか）"です。植物名、生薬名のややこしいところですね。

春の女神

ラッパ状の花から春の音が聞こえてきそうだ。花の美しさから春の女神である佐保姫とも呼ばれたとか。紅葉した冬の葉は蛇の鱗のように見えた。

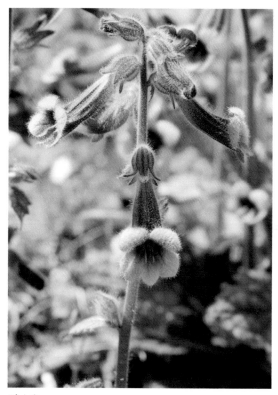
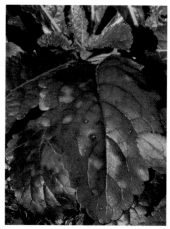

ジオウ

ジオウの根は"地黄"と呼ばれ、老化にともなう不調の改善を目的に八味地黄丸などの漢方処方などに使われます。

むべなるかな

天智天皇が出かけ先で、長生きをしている老夫婦に出会い、その夫婦からムベの実を受け取った。それを食べてみたところ、「むべなるかな（なるほど）」と言ったことからこの名が付いたとされている。

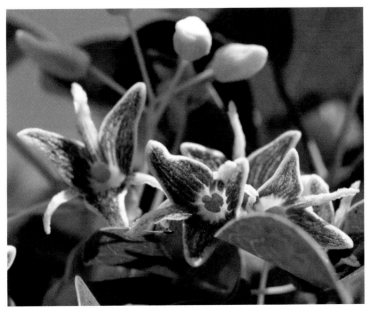

ムベ

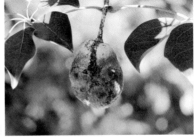

ムベの実

つる性のアケビ科の植物で、アケビによく似た実を付けますが、アケビと違い実が自然には開裂しません。常緑なので別名〝トキワアケビ〟とも呼びます。

百花の王

牡丹の花を接写レンズで撮影しようとしたらキリギリスがひょこっと顔を出した。

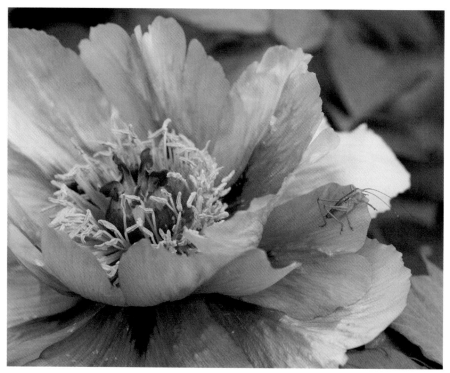

ボタンとキリギリスの幼虫

花が美しいことで有名なボタンです。薬としては根の芯を除いた皮の部分を利用します。婦人の特に血の流れの滞りが原因の病気に有効とされます。

幸せを運ぶ花

スイスに行った時に目に留まった花。北国の人々にとって春の
訪れの喜びのしるしになっていて、聖母マリア様の花といわれ
ているそうだ。花言葉は「再び幸せが訪れる」。

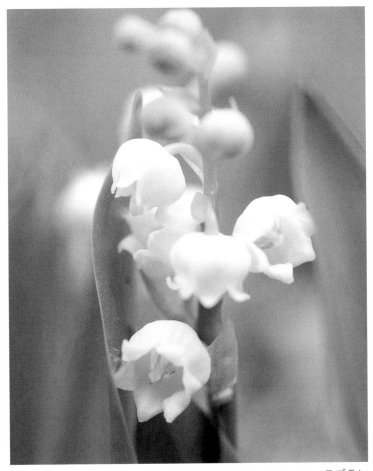

スズラン

可愛らしい花ですが有毒です。花を挿した水を間違って飲んだことによる中毒事故な
ども報告されています。

瓜二つ

うつむき加減に咲いている恵比寿草、下から見上げるとお人形が座っているよう。ハブ草はよく似ているが、犬が隠れているよう。

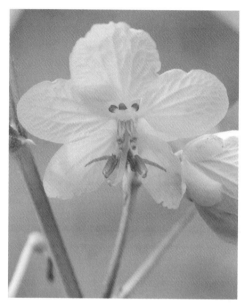

エビスグサ

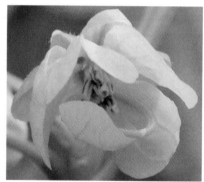

ハブソウ

2つの植物は非常に近い仲間で、花も似ています。また、いずれも整腸、便秘の解消を目的に利用されます。エビスグサの種子は"はぶ茶"の原料となります。

スヌーピー

思わずアメリカ留学中に新聞で掲載されていた「ピーナッツ」の主人公のスヌーピーを連想した。犬が舌を出しているようにも見える。

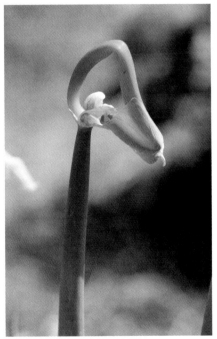

ヤグラネギ

ネギの変種とされ、本来花芽が付く部分に次のネギが付くため、"ヤグラネギ（櫓葱）"と呼ばれます。犬の顔に見える部分は先端についた小ネギです。

ここにも犬の横顔

刀豆の花が犬の横顔に見える。とても大きな鞘を付け、私が知っている最大の豆だ。

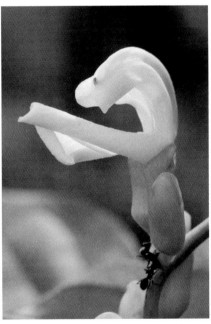

シロナタマメ

50センチ近く育つ鞘は名前の通り刀のようです。まだ、実が大きくならないうちに収穫して福神漬けの材料として利用されます。

お花の中にヒヨコが

黄色は大好きな色。ヒヨコがちょこんと座っているのが愛くるしい。

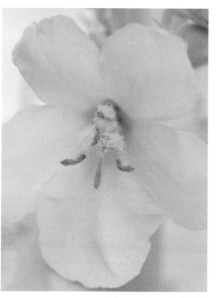

ビロードモウズイカ

ビロードのような産毛におおわれた高さ2メートル近くにもなる植物です。花は炎症に効果があり、また、葉をハーブ煙草として喘息や結核の治療に煙を吸引したそうです。和名の一部であるモウズイカは"毛蕊花"で、雄蕊（おしべ）に毛があることに由来するとされます。ヒヨコの毛に見えるのはこの雄蕊ですね。

牛の舌

花弁の一部のひだが目立ち、牛の舌のようだ。

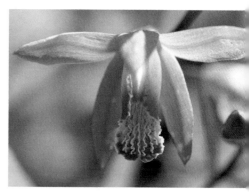

シラン

植物の名前を聞かれても答えは「しらん」と愛想なしの返事になってしまいます。漢字で書くと"紫蘭"。ラン科の典型的な花の構造がよくわかる写真ですね。

ペンギン

木陰にひっそりと茗荷が花を付けた。繊細な衣を羽織っているがペンギンが羽を広げているように見える。

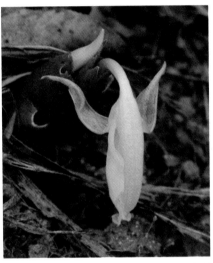

ミョウガ

薬味としておなじみのミョウガですが、食べているのは花を付けている根元の蕾の部分です。

青い触角

鮮やかな縦縞の中から青い触角が伸びている。

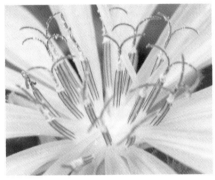

キクニガナ

午前中だけ、この薄い青の花を咲かせます。このキクニガナの柔白化させた新芽は"チコリー"と呼ばれ、少し苦みのある野菜です。根を炒ってコーヒーの代用にしたりもします。アップで撮った写真では花粉が付いている様子もよくわかりますね。

マジックハンド

花を見る方向によっては開いた口が並んでいる。マジックハンドにも見えてくる。

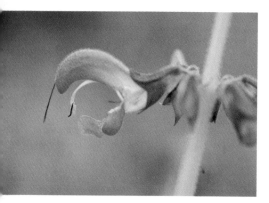

タンジン

名前は赤い根に由来していて漢字では"丹参"。血管の滞りを除き心臓の働きを助けることを期待して漢方処方に配合されて利用されます。シソ科に特徴的な"唇形花（唇のような花）"の構造がよくわかる1枚です。

カーリー蔓髭

カーリーな髭が特徴的でユーモラスな花。花言葉は「謙虚な心」。早春にうつむいて咲く可憐な花によく似合っている。

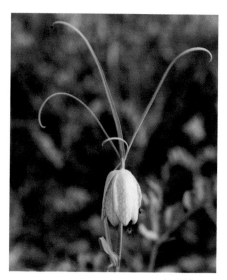

アミガサユリ

花の時期が短く、春先に気が付くともう花は終わっていることもしばしばです。地下茎の1種である鱗茎は"貝母"と呼ばれ、咳を鎮める効果があるとされます。

第2章　夏は来ぬ

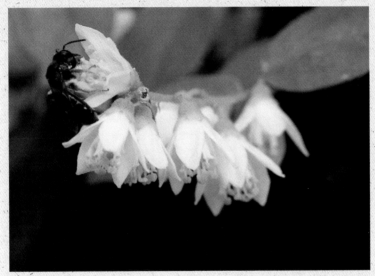

ウツギ（ウノハナ）

次々と植物が生長していく夏。日々変化する植物園に咲く、岡山の青空に似合う植物を紹介します。

卯の花の　匂う垣根に
時鳥　早も来鳴きて
忍音もらす　夏は来ぬ
（佐佐木信綱「夏は来ぬ」より）

豪華なフリル

初夏の青空に優美なシャンデリアのような花を付けている。紫と黄色の斑点のある白い花はフリル状で目を惹く。

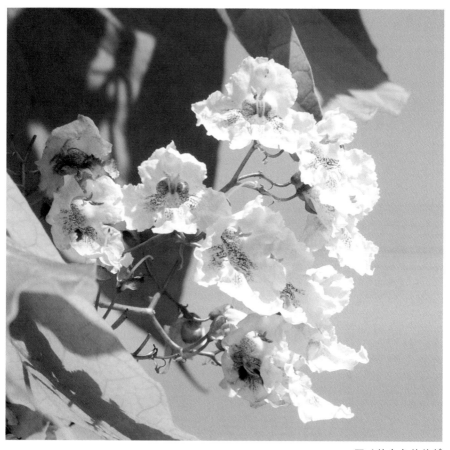

アメリカキササゲ

3メートル近くなる高木で、日本のキササゲに比べて花も葉も幹も大型です。

雨上がりの和装美人

雨上がり、和装の美人が青空を見上げていた。「立てば芍薬、座れば牡丹」の言葉にあるように、美しい女性の例えにも使われる。

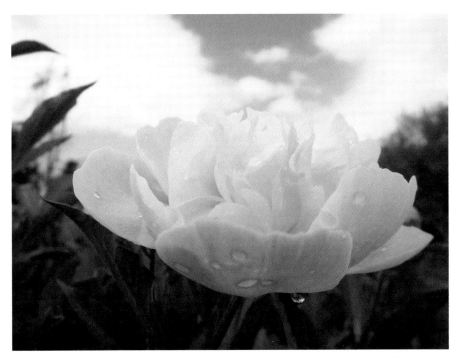

シャクヤク

ボタン、シャクヤクのいずれも重要な薬草で、シャクヤクはその根を利用します。筋肉のけいれんを抑える作用が強いとされ、婦人科系疾患、胃腸系疾患など幅広い症状に有効です。

天に伸びる

太陽を求めてすらっと背が伸びている。

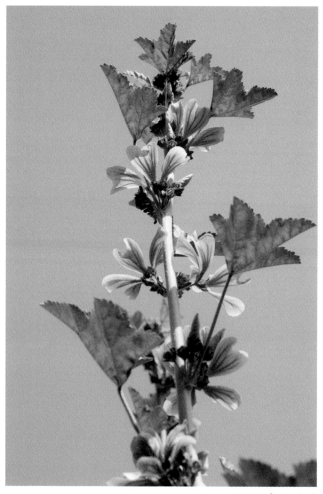

ゼニアオイ

ハーブ名で"マロウ"と呼ばれ、花は喉の炎症を抑える効果があるとされ、お茶とし
て飲まれます。レモンを入れるとお茶の色が変化するのはマジックのようです。

燭台

燭台に火がともったような蕾。ハイビスカスに似た鮮やかな赤い花をつけ、その名が示すように葉はモミジのようだ。

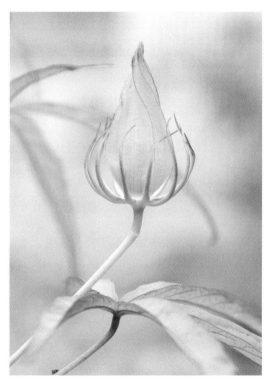

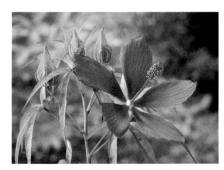

モミジアオイ

モミジアオイもハイビスカスもアオイ科の植物です。雄蕊が融合した筒状になっていて、その中を雌蕊が貫通している点が特徴です。オクラやムクゲの花も同じ構造です。

シューベルトの楽曲

シューベルトの「菩提樹」で歌われるリンデンバウム。青空を
背景に白い花を付けて風にそよいでいる。

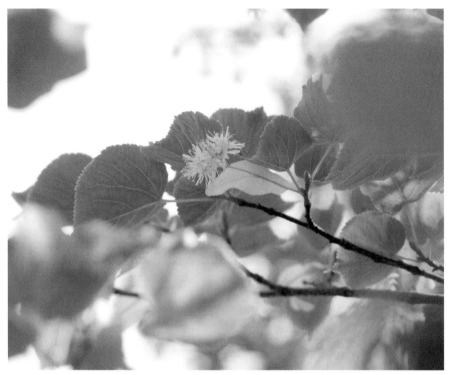

セイヨウシナノキ

ナツボダイジュとフユボダイジュの自然交雑種とされ、鎮静作用があるハーブとして
花を含む茎葉が利用されます。

髭ダンス

糸瓜の葉の上にスプリングが見えたと思ってよく見ると、それは巻き髭だった。巻き髭が顔と胴体を形成してダンスをしながら巻き付く相手を探しているよう。

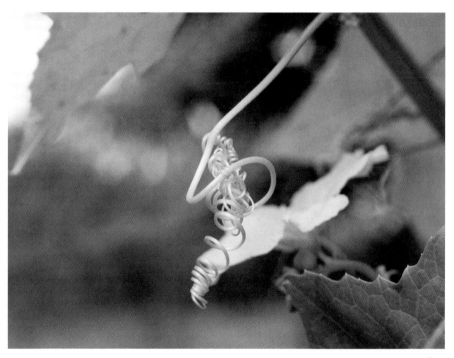

ヘチマ

ウリ科の植物は巻き髭を伸ばして、何かに巻き付きながら生長します。その巻き髭だけをとらえたユニークな写真ですね。

夏を告げるラッパ

　大学病院近くのお宅の塀に夏を告げるようにぶら下がっていた
凌霄花。植物園ではアーチのトンネルにそよいで、夏を告げて
くれる。

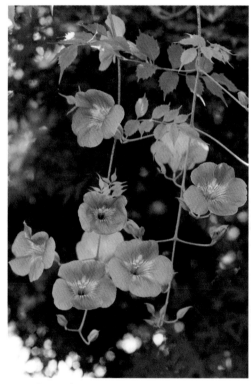

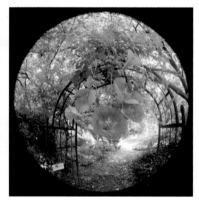

ノウゼンカズラ

　太陽の日差しがよく似合う、名前にカズラが付いていることからもわかりますが、つ
る性の植物です。とても生命力が強くどこにでも伸びていくので、管理のために毎年
剪定が大変です。

ゴッホのひまわり

私はゴッホの『ひまわり』が好きだ。ゴッホは花瓶に生けた向日葵の朽ちる姿を克明に描いた。花の中心部は緑色である。実物の向日葵も緑のグラデーションが見事である。

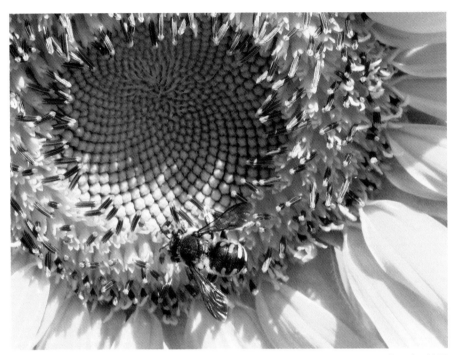

ヒマワリとミズアブの仲間

夏の代名詞のヒマワリです。種子を炒って食用にしたり、油を搾って利用します。種子はシジュウガラやハムスターの好物。

街灯

　清楚な白いドレスの花から、1カ月余りで付ける赤い実は、想像できなかった。

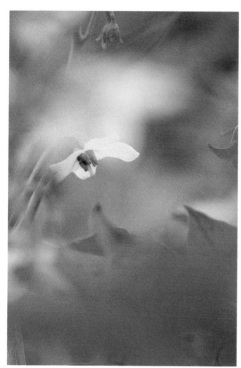

トウガラシ

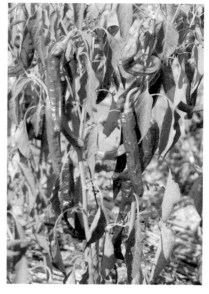

　辛味の強い品種がトウガラシと呼ばれますが、ピーマンやシシトウと同じ植物です。辛味に食欲増進作用があるとされます。

夏なのに雪化粧

猛暑にもかかわらず雪が降った？　雪景色ではなく初雪草<ruby>初雪草<rt>はつゆきそう</rt></ruby>だった。

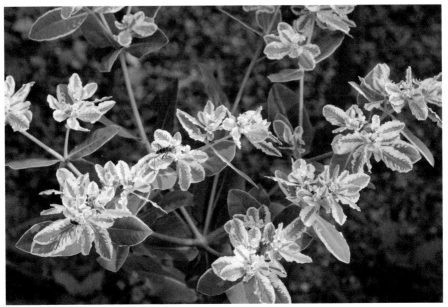

ハツユキソウ

ハツユキソウで白く見える部分は、花ではなくて葉です。ハツユキソウと同じトウダイグサ科のポインセチアも先端の赤い葉が印象的ですね。ほかにも昆虫などを引き寄せる目印として、花の代わりに葉の一部が派手になった植物としてはドクダミなどが有名です。

炎のように煌めく

赤い雄蕊(おしべ)に黄色い花粉、肉厚の白と淡いピンクの花びら。エキゾチックな美人だ。実は良い匂いがして甘かった。

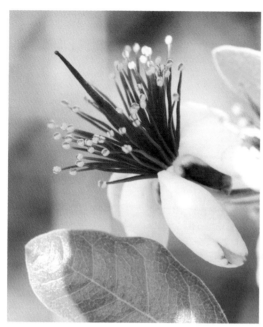

フェイジョア

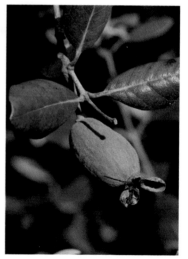

フェイジョアの実

肉厚の花弁はほんのり甘く、食べることができます。果実の生産は北半球で多く、ハチドリなどが花粉を媒介するそうです。

44

憂いを忘れさせる草

夏の盛りに赤橙色の派手な花を見つけた。中国では人の憂いを
忘れさせるという意味で"忘憂草"とも呼ばれるそうだ。

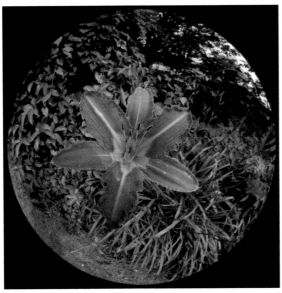

ホンカンゾウ

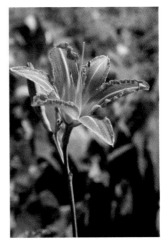

蕾を"金針菜"と呼び、食用として好まれます。中国では鎮静作用を期待して生薬と
して利用することもあります。

花粉を求めて

耳元でブルブル羽音をさせながら熊蜂が百日紅<ruby>百日紅<rt>さるすべり</rt></ruby>に猛進。せわしなく花粉を求めて飛び廻る。近づいても逃げない蜂も。

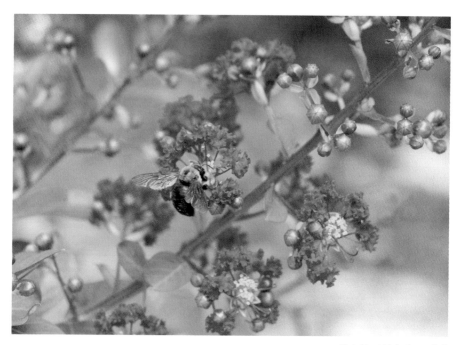

サルスベリとクマバチ

暑い夏にも負けずに長い間咲いています。縮れた花弁と昆虫を引き寄せるためだけで生殖能力はないとされる黄色い花粉が印象的ですね。

願う気持ちのシンメトリー

夏の植物園で気高く咲いている。花言葉は「願う気持ち」。その思いが伝わってくるようだ。夕にはしぼんでしまう、大輪の花。

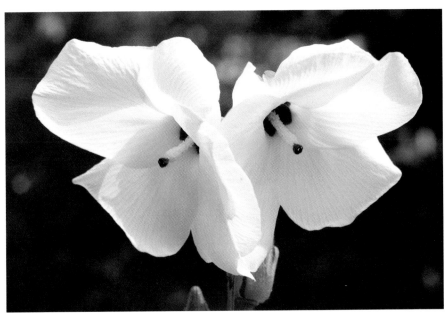

トロロアオイ

野菜のオクラに近い植物で、花は酢の物などにして食べることができます。粘液質を含む根はすりおろして和紙の増粘剤として利用されます。

笑顔がいっぱい

可愛い赤紫の花を拡大してみると、花の一つひとつに笑顔が溢れている。

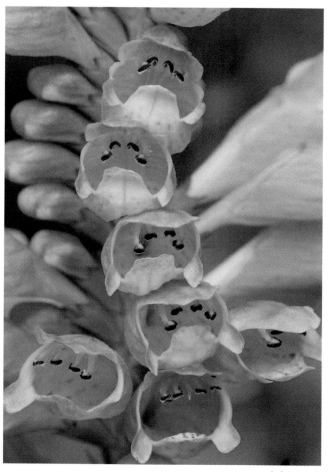

ハナトラノオ

シソ科の植物で、虎の尾のように長い花穂からその名が付いたとされます。シソ科の植物の雄蕊は2本あるいは4本、茎は四角、葉が対になって付く（対生）、また唇のような花などの特徴があります。4本の雄蕊がよくわかる写真ですね。

ピンクの巣箱

幼鳥が親鳥に餌をねだっているようだ。

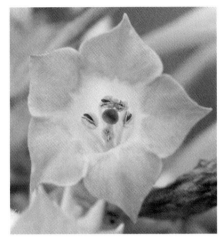

タバコ

禁煙が推進される中では嫌われものの煙草ですが、この植物の葉が原料となります。以前は換金植物として岡山でもよく栽培されていたようです。花は優しい表情です。

清々しい青い花

細い茎をすらりと伸ばし淡い青色の花を付けている。初夏を感じる清々しい花だ。この茎の繊維がリネンの材料となるそうだ。

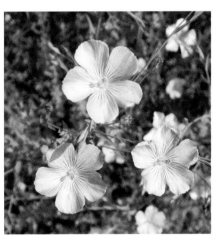

アマ

種子は"亜麻仁（あまにん）"と呼ばれ便秘に有効です。また搾った油は"亜麻仁油（あまにゆ）"と呼ばれ健康食品として利用されます。

晴れにも雨にもお似合い

黄色い花は青空に、緑の葉は水滴に映える。

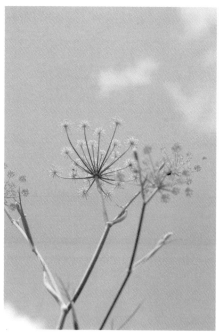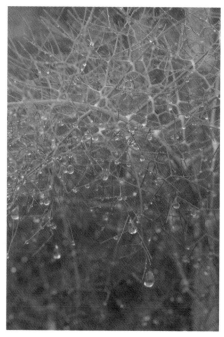

ウイキョウ

ハーブ名は"フェンネル"と呼ばれ、とても良い香りがします。肉や魚の臭みけしに茎葉が、果実はお腹にたまったガスを出す作用を期待して利用されます。この果実（茴^{うい}香_{きょう}）を配合した漢方処方は胃腸薬としてよく利用されます。

開けゴマ

身近な食材である胡麻。可愛いピンクの花を付けることは知らなかった。アラビアンナイト（千夜一夜物語）のお話のなかで盗賊が唱える呪文「開けゴマ」と、登場する。

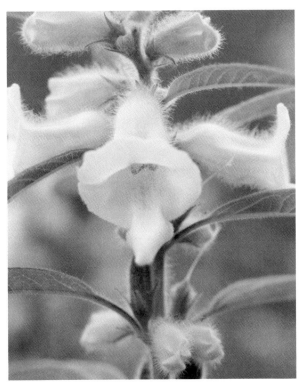

ゴマ

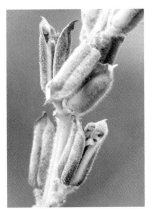

ゴマの実

滋養強壮の作用が知られ、サプリメントとしても利用されます。あの小さな種子から1メートルほどに育つ植物を見るたびに、植物が宿している生命力を感じます。

早乙女花と呼んでください

名前を屁糞葛と教えてもらって思わず、聞き返してしまった。茎や葉を擦ると悪臭がするので付けられたそうであるが、可哀そうだ。別名の早乙女花がその容姿に相応しい。

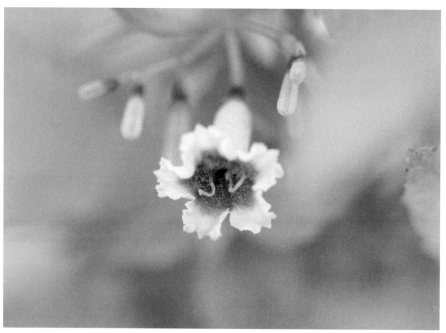

ヘクソカズラ

つる性の雑草で厄介者扱いされますが、花は本当に可愛らしいですね。果実はしもやけに有効とされます。

聖母マリアのミルク

とげが鋭く触ると痛い。別名のマリアアザミは、葉の白いまだ
ら模様が聖母マリアの乳に由来するものとして名付けられたそ
うだ。

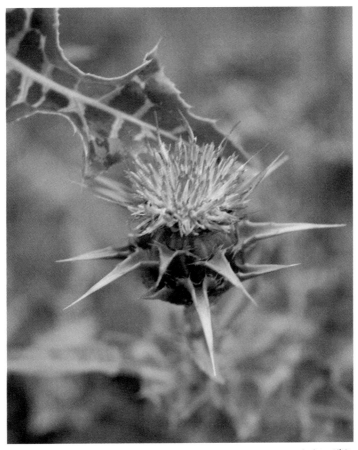

オオアザミ

その名の通り大型のアザミで白い模様が目を惹きます。果実が肝臓疾患に有効とされ
ヨーロッパで使用されてきました。日本ではサプリメントとして販売されています。

蜻蛉たちの休息場所

初夏になると水槽の周りが慌ただしくなる。蓮、川骨、蒲は蜻蛉の恰好の羽化の場所である。いくつかの種類の蜻蛉が急に方向転換しながら飛び交う。二千年の夢から覚めた大賀蓮は気品あるピンクで大きな緑のドレスがよく似合う。その蕾が蜻蛉の休息場所として奪い合いになる。極楽蜻蛉も煩悩に冒されず、迷いの中から悟りを開こうとしているのだろうか？　ここでは、水槽周りの植物を紹介します。

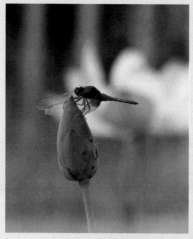
ハスとショウジョウトンボ

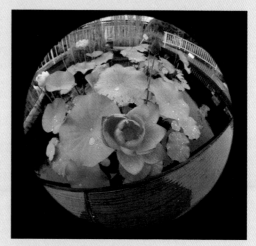
ハス

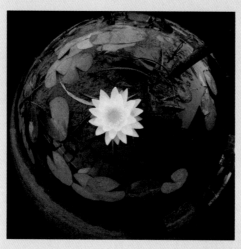
スイレンの仲間

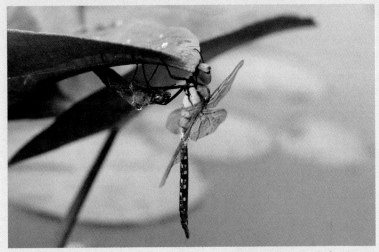
コウホネと羽化したクロスジギンヤンマ

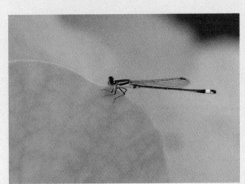
ハスとアジアイトトンボ

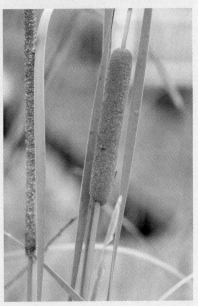
ヒメガマ

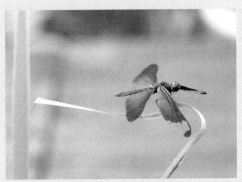
ヒメガマとチョウトンボ

葉から咲く花

変わった花を見つけた。色も葉と同じで目立たない。そのうえ、葉から直接花が咲いているように見える。

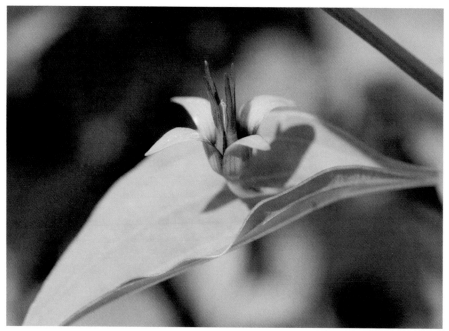

タチビャクブ

しらみなどの寄生虫の駆除に利用されますが、有毒植物です。地味な花ですが、その様子をまた見たくなる味わいのある植物です。

連綿体

遠くから見ると百合（ゆり）のよう。近寄ると銀色のやくがひらがなの
続け文字のように見えた。

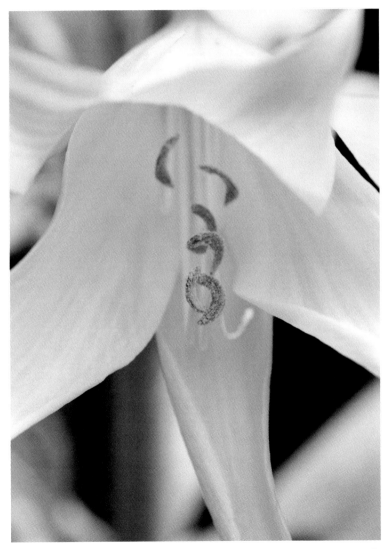

アフリカハマユウ

八ツ橋の香り

気が付かずに見過ごしてしまいそうな、小さな目立たない花を付けている。子どもの頃に駄菓子屋でニッキ飴として食べたのは、この植物の根を利用したものだと聞き驚いた。葉の付け根を嗅いだら八ツ橋の匂いを感じることができた。

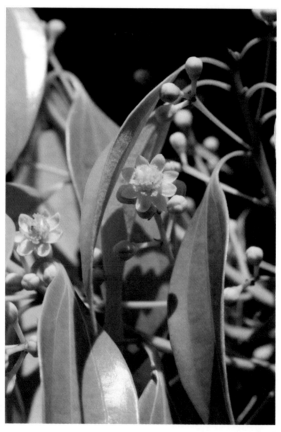

ニッケイ

現在の八ツ橋に使用されているのは、このニッケイの仲間で別種の植物の樹皮です。シナモンも同じ仲間の植物が原料になっています。植物として近い仲間同士の場合、同じ成分（この場合は香り）を含むこともよくあります。

第3章　光源氏

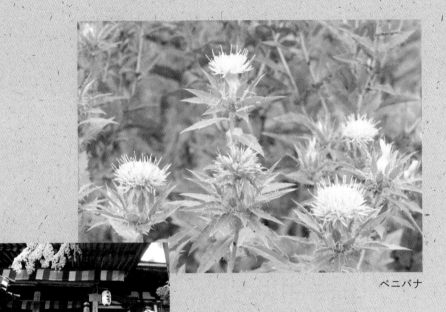

ベニバナ

石山寺

　紫式部は石山寺で源氏物語を起筆したといわれています。私が最初に源氏物語を読んだのは小学生の時で、高校生になると古文で習い、読破しました。源氏物語には末摘花をはじめ数多くの花が出てきますが、我が国最古の恋愛小説ともいえます。

　花はいつも恋とともに語られます。そして、植物は虫たちの恋の場所でもあります。ここでは、恋を感じる花、花言葉に託された恋、恋には欠かせない宝石やお菓子、昆虫たちの恋も紹介します。

紫の君

とても気品のある花で、写真を撮りながら源氏物語の紫の君を思い出した。

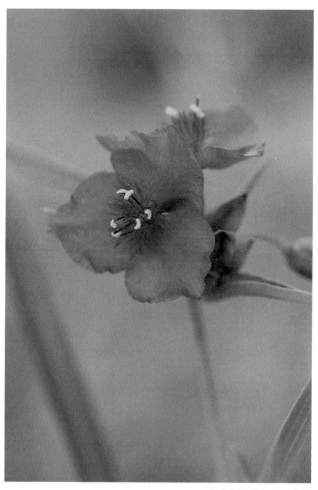

オオムラサキツユクサ

青い雄蕊の花糸が特徴的です。理科の実験でよく使われます。顕微鏡で観察すると青い色素を含んだ細胞が並んで見えますよ。

末摘花

花の色が黄色から赤色に変わるのが不思議だ。源氏物語に登場する末摘花は、鼻が赤いので光源氏にその名前を付けられた深窓のお姫様。コアオハナムグリが光源氏のようにも思える。

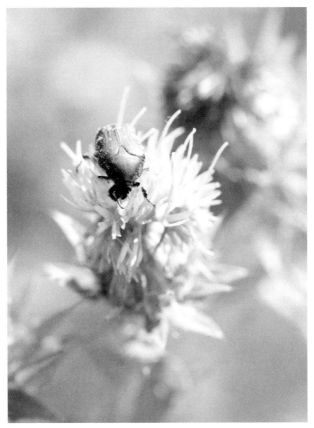

ベニバナとコアオハナムグリ

スエツムハナ（末摘花）とも呼ばれるベニバナは、その花（紅花）を月経不順の改善などに利用します。水溶性の黄色色素を除いたあと、紅色の色素が多く含まれる紅餅を作ります。この紅色色素は、口紅や染めに使用されてきました。一方、種子を搾った油はサフラワー油として食用にされます。

一朝の恋

白い肌に赤い口紅。ぱっと周囲が明るくなる。まるで恋のとり
こになりそうだ。一日でしぼんでしまう花。

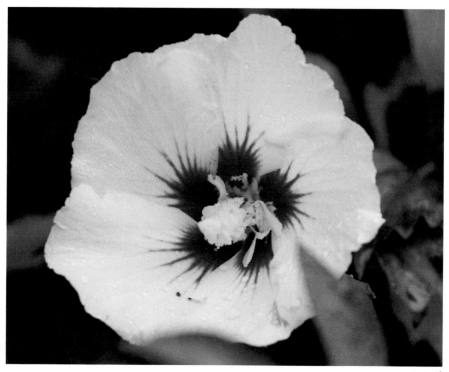

ムクゲ

強い日差しをものともせずに咲く夏の花。薬としては水虫などに樹皮が利用されます。

唯一の恋

白と紫のうつむいた可憐な花。木通の花言葉には、「才能」や「唯一の恋」などがあるそうだ。「唯一の恋」は、雄花と雌花が別々に咲くことに由来しているそう。

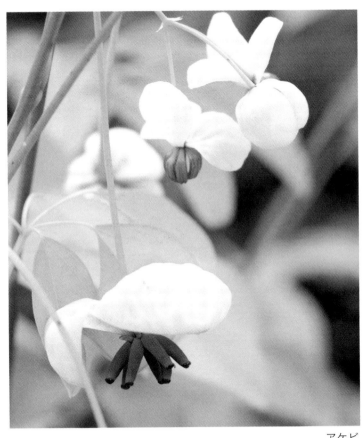

アケビ

つる性の植物で野山でよく見かけます。茎葉を"木通"と呼び、尿の出をよくすることを目的に利用します。

豊麗な恋をする乙女

　花梨の花言葉は「豊麗」、花梨の果実が肉付きがとても良いことに由来するそう。この実は芳しい香りがする。

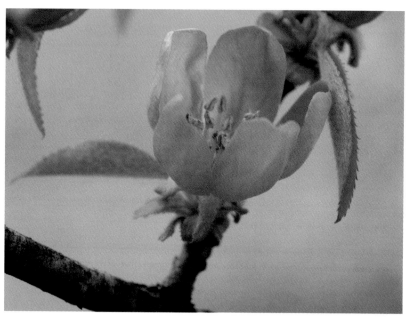

カリン

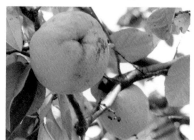

カリンの実

花は可愛らしいですが、ごつごつした大きな果実が付きます。とても良い香りがしますが、生でかじると渋くてとても食べることはできません。蜂蜜漬けにして、そのシロップをお湯で薄めて飲むのがおすすめです。咳止めに有効とされます。

ハートが二つ

白いハートが合わさった姿が可愛い。

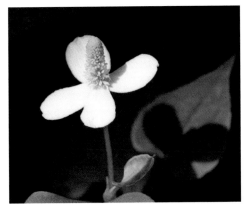

ドクダミ

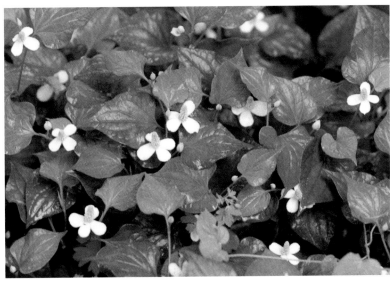

毒という名前が付いていますが、毒のある植物ではなく、使いやすい薬草の代表です。
アルコールにつけたエキスは虫さされに有効とされ、乾燥した葉は健康茶としても利
用されます。

65

青い星

雨に打たれて瑞々しく咲いている。お星さまのように見える。画家たちは花弁の汁から聖母マリアの青い服を塗ったとされ、花の色はマドンナブルーとも呼ばれるそうだ。

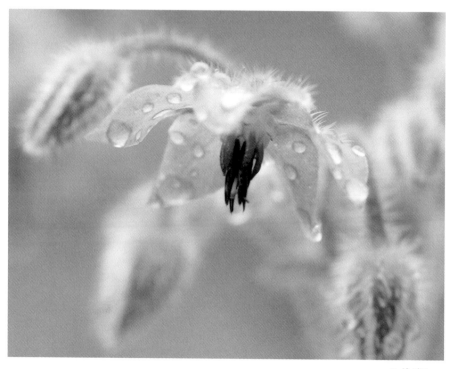

ルリヂシャ

別名 "ボジリ" とも呼ばれます。花は食べることができます。

トパーズ(黄玉)

アーモンドの樹液が宝石のよう。

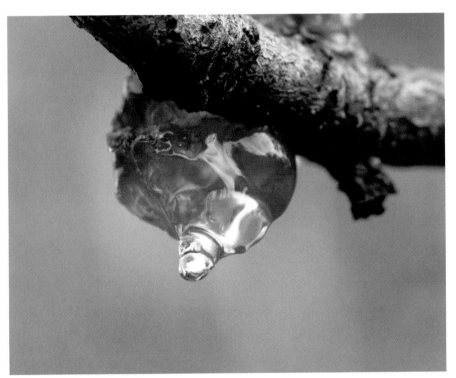

アーモンド（ヘントウ）

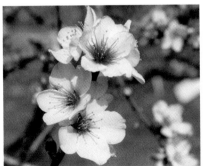

アーモンドの花

"ヘントウ（扁桃）"と呼ばれる植物で、苦味成分（アミグダリン）のほとんど含まれていないタイプの種子がナッツとして食用にされます。植物名としても"アーモンド"と呼んでいます。

イエローダイヤ

水槽の川骨の花を覗いてみると黄色く輝いていた。

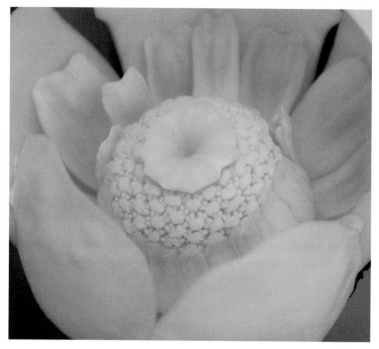

コウホネ

コウホネは植物分類上、かなり原始的な植物とされますが、単純な花が原始的とは限らず、宝石のように美しい花ですね。水中で生育しますが、根茎が白骨のように見えるので"コウホネ（川骨）"の名が付いたとされ、その根茎は打撲傷や婦人の病気などに有効とされます。

首飾り

栗の実はおやつ、お菓子でお馴染みであるが、垂れさがって咲いている雄花のボリュームに驚いた。

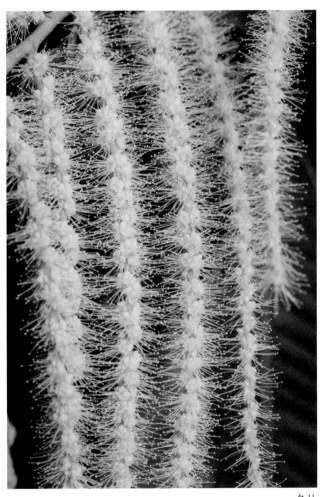

クリ

クリは雄花と雌花が一つの植物に共存しています。写真は尾状花序と呼ばれるブナ科の植物に特徴的な雄花の様子です。風を利用して受粉します。

サファイア

サファイア色の矢車菊。子どもの頃に裏庭にいっぱい咲いていた。花言葉は「優雅」「繊細」。フランス王妃マリー・アントワネットにも愛されたといわれるのもうなずける。

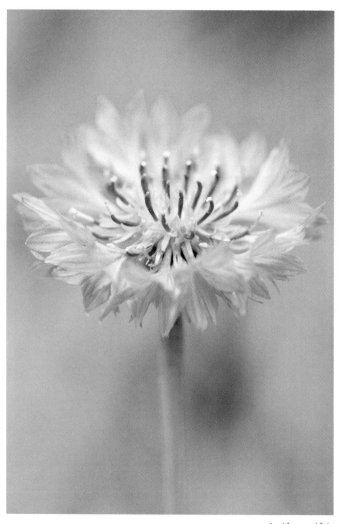

ヤグルマギク

もうひとつのサファイア（蒼玉）

垣根にキラキラと蒼い玉が光っている。その名が臭木<ruby>臭木<rt>くさぎ</rt></ruby>と知って、
姿と名前とのギャップに唖然。

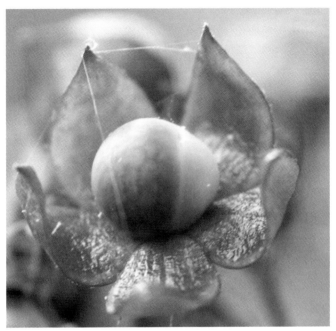

クサギ

その匂いから"クサギ（臭木）"と呼ばれる植物ですが、カシューナッツのような匂い
です。葉を備蓄し、食糧が不足したときに臭木飯として食べたという話を聞いたこと
があります。

ダイヤの輝き

台座に載るダイヤの指輪が輝いているよう。

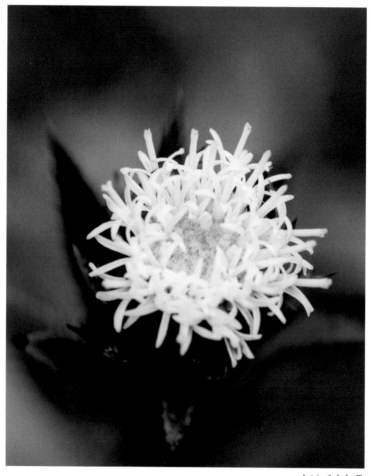

ホソバオケラ

根茎を“蒼朮”と呼び、胃腸の不調や水分代謝がうまく調節できないときに有効とされ、漢方処方に配合して利用します。燃やした煙が邪気を払うとされるオケラとにおいが強い点や薬効も共通していますが、別の植物です。

カヌレ

ひゃくにちそう
百日草は花が複雑で見飽きない。
横から眺めるとフランスの焼き菓
子カヌレに見えてきた。

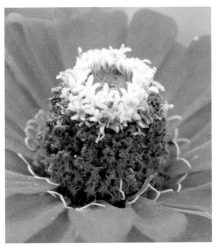

ヒャクニチソウ

ヒャクニチソウは薬草としては利用され
ません。キク科植物の特徴がよくわかる
写真です。一つの花のように見えますが、
中心の管状花（筒状花）と周りに花弁状
の舌状花の2種の花がたくさん集まって
います。

パンプキンシャーベット

白く冷たそうに見える表面。まる
でシャーベット。

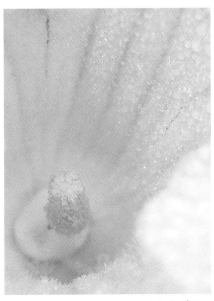

ニホンカボチャ

73

真夏の夜の夢

「ひろちゃん、早く手を放しなさい。やけどするわよ。」と姉の声。庭先の縁台の傍で
線香花火を初めて持った時の体験。そして、夏の楽しみの一つは近くの河原での花火
大会。花火はあっという間に色・形を変えながら大空を舞います。花火には菊、牡丹
と花の名前が付いたものもあります。花をその気で見ると花火にも見えます。

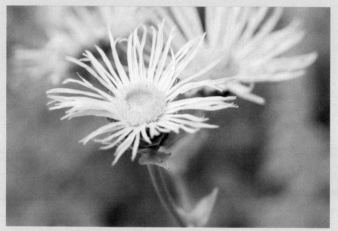

オグルマ

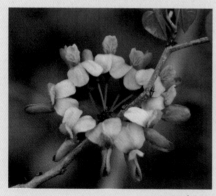

ハナズオウ

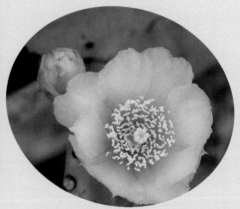

ウチワサボテンの仲間

線香花火

当帰(とうき)の花や実はまるで線香花火のよう。

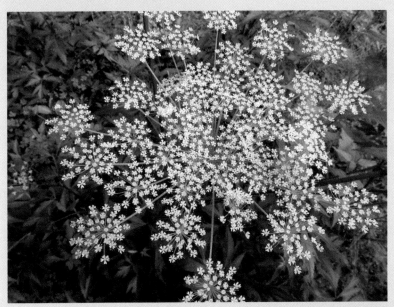

トウキ

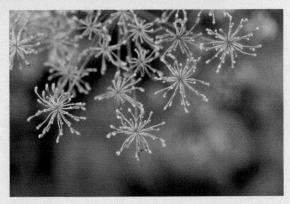

重要な薬草で、その根は血液の流れをよくすることから婦人の不調に有効とされます。
独特のにおいがあります。葉を健康茶として飲みましたが、かなり苦みが強かったです。
セリ科の植物は花が傘のようにいくつか集まって咲き、それらがさらに集まって咲く
性質があります（複散形花序）。

大の字のシーソー

大人数乗りのシーソーがバランスよく風になびいている。黄色い線香花火にも見える。漢方薬としてもお世話になっている。

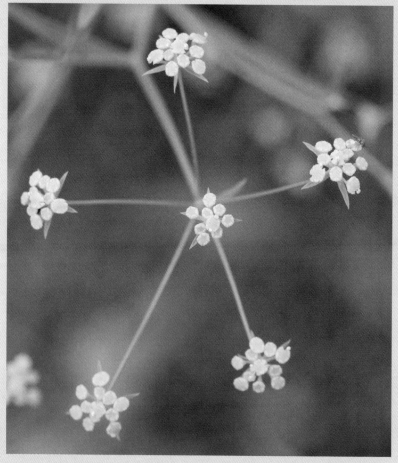

ミシマサイコ

こちらも重要な薬草で、根を利用します。副作用で死者が出たために有名になった"小^{しょう}柴胡湯^{さいことう}"という漢方処方にも配合されています。漢方薬は病人の体調や体質によって使い分けるべきという原則を教えてくれます。

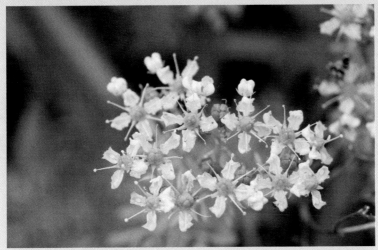

ヘンルーダ

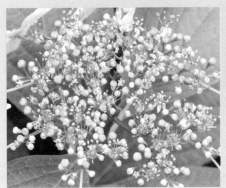

アジサイ

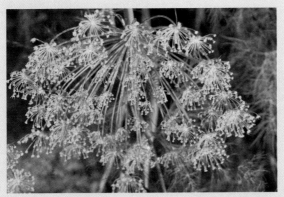

ジョウザン

イノンド

ただいま取り込み中

ズッキーニの葉の崖っぷちでウリハムシが取り込んでいた。

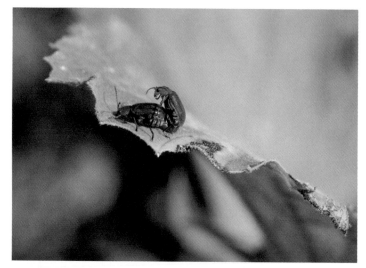

ズッキーニとウリハムシ

お邪魔虫

横恋慕である。交尾中の
アカスジカメムシに第三者
がお尻や手をだしたりと、
いらぬちょっかいをだすが、
最後は諦めて去った。

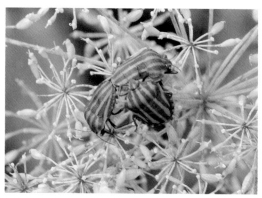

トウキとアカスジカメムシ

第4章　美しい花には棘がある

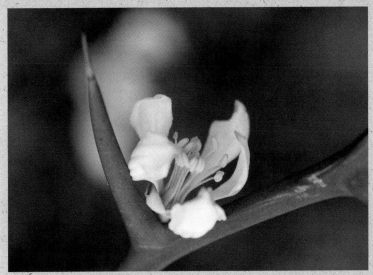

カラタチ

薬草園にはおっかない植物が潜んでいます。恐竜、蛇、妖怪、棘、剃刀。"弟切草"は何とも名前の由来が恐ろしい。ここでは、愛らしいだけではない植物を集めてみました。

白い花、青い棘

自然と北原白秋の詩が浮かんでくる。

からたちの花が咲いたよ。
白い白い花が咲いたよ。

からたちのとげはいたいよ。
青い青い針のとげだよ。

（北原白秋「カラタチの花」より）

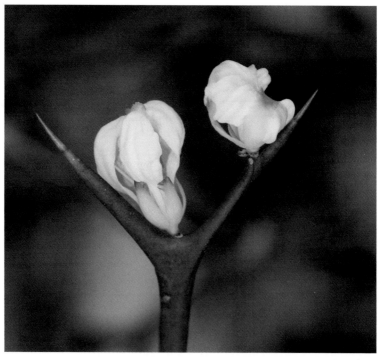

カラタチ

この鋭いとげは、手入れが厄介です。カラタチやその近縁な植物の果実を漢方処方に配合して利用します。胸やお腹が張って苦しい時に有効とされます。

その名は弟切草

小さな黄色い花を咲かせか弱く見えるが、おっかない名前が付
いている。葉の裏に見える無数の油点は弟の血の飛沫とか。

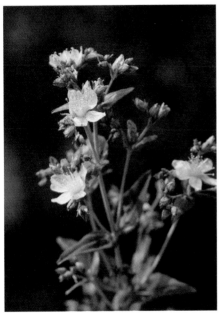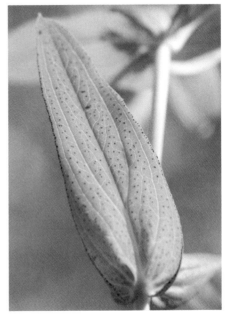

オトギリソウ

名前は秘密をもらした弟を怒った鷹匠の兄が斬ったという伝説に由来しており、傷薬
として外用します。この植物を食べた家畜が光過敏症を起こすこともあります。原因
は油滴のように見える赤い色素（ヒペリシン）であるとされ、薬草としての利用には
注意が必要です。

喀血

花びらの斑紋と鳥のホトトギスの胸の斑紋とが似ていることが
名前の由来になったそうだ。斑点が喀血に見える。俳人の正岡
常規の雅号（子規＝ホトトギスの別名）とも関係する。

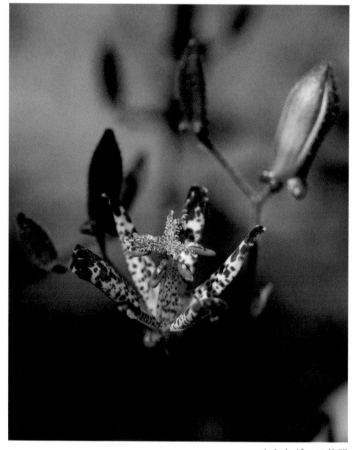

ホトトギスの仲間

日陰を好むユリ科の植物です。ユリ科の植物は内花被3枚、外花被3枚で構成されて
います。後ろに写っている蕾の様子をよく見ると、下に丸い突起物が付いていて、と
てもユニークです。この突起物が付いている花弁は外花被です。

剃刀の木

植物の枝に付いている翼がまるで剃刀のように見える。秋には
真っ赤に紅葉する。

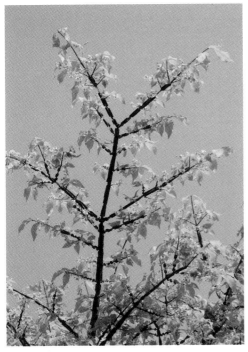

ニシキギ

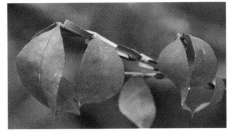

紅葉の美しさから"ニシキギ（錦木）"と呼ばれます。剃刀に見える翼を黒焦げにして
ご飯粒と混ぜたものは、"とげ抜きの妙薬"とされますが、残念ながら試したことはあ
りません。

悪魔の舌

臭く異様な雰囲気が漂っている。3本の刀が刺さっているように
も見えるが、蒟蒻の花だ。英語ではDevil's Tongueと呼ばれ
ている。

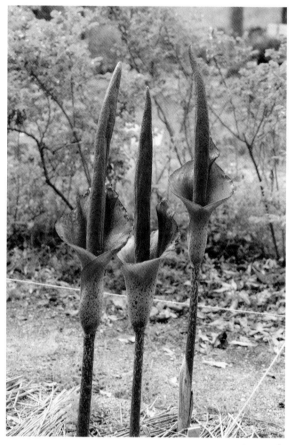

コンニャク

食材の蒟蒻はこの植物の地下茎（球茎）を原料とします。通常は花を咲かせる前に収
穫してしまうので、花を見ることはあまりないかもしれません。サトイモ科に特徴的
な仏炎苞と呼ばれる変形した葉に包まれて、棒状に花が並んで付いています（肉穂花
序）。

白い針で目を覚ます

薄荷飴は子どもの時にはきつかった。薄荷は眠気を覚ますことから"目覚め草"とも呼ぶそうだ。

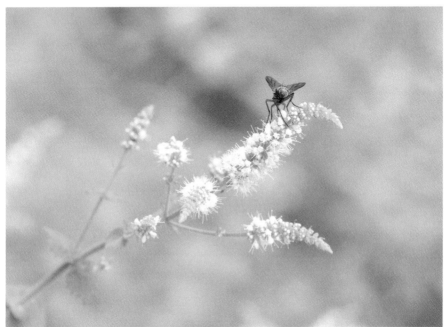

ミドリハッカとシモフリシマバエの仲間

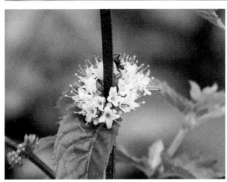

ハッカ（ニホンハッカ）

ハッカ（ニホンハッカ）とその仲間を"ハッカ"あるいは"ミント"と呼びます。これらの植物にはメントールという成分が含まれているため、すっきりした香りがします。

針千本

針が並んでいるように見える。

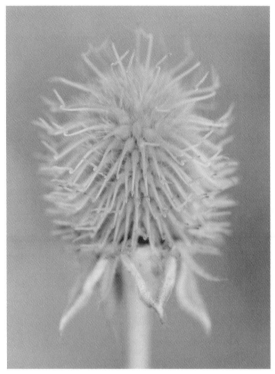

オオダイコンソウ

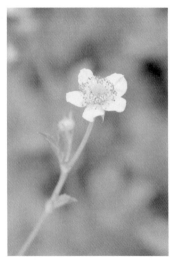

動物や人の服に付いて種子を運んでもらい、生息域を拡大するための工夫がこのフックです。

ヤマアラシ

温室で高い樹にクリーム色の針で覆われた球がこちらを見つめ
ている。ヤマアラシの針のように無数の雄蕊が吹き出している。

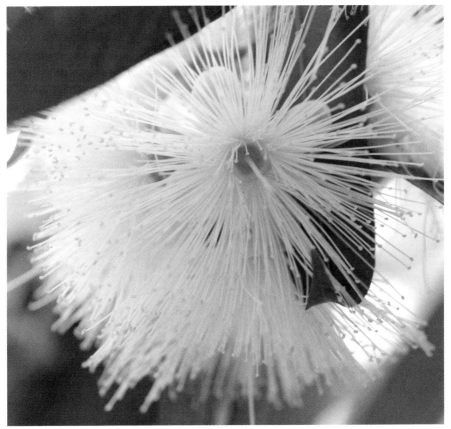

フトモモ

高校生にこの植物の名前を紹介すると、とても反応がいいです。フトモモという言葉
が"太腿"を連想させるようです。漢字では食べられる実に由来して"蒲桃"と書き
ます。

モヒカン刈り

髪を紫色に染めたモヒカン刈りに
見える。

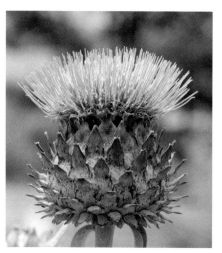

チョウセンアザミ

ハーブ名は"アーティチョーク"と呼ば
れます。ヨーロッパでは花の根元の部分
（総苞）をゆでて食用とします。日本でよ
く見かけるノアザミを巨大化したような
花です。

針山に一輪

トゲトゲしている針山の頭に一輪
だけ可愛らしい花を付けている。
教えてもらわないと牛蒡だとはわ
からない。

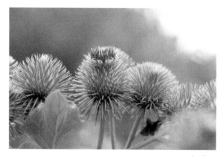

ゴボウ

ゴボウは種を蒔いて2年目に花を付けま
す。通常食べる根は1年目に収穫してし
まいます。種を採る場合を除き花を見る
ことはあまりないかもしれません。薬と
しては、果実を炎症を抑える目的で利用
します。

ピンク妖怪

植物園にピンク色をした妖怪がゆらゆらと出現した。風に揺られて不気味に近づいてくるようである。よく見ると棒状の花である。エキゾチックなはず。砂漠に育つ花だそうだ。

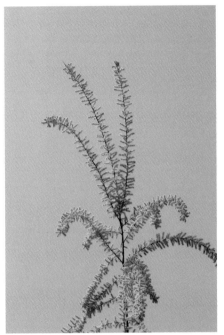
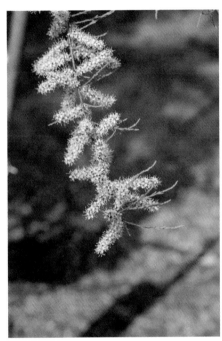

ギョリュウの仲間

乾燥して塩を含んだ本来植物が育ちにくい場所に生育する植物です。生育が旺盛でぐんぐん大きくなります。加水分解性タンニンと呼ばれるポリフェノールを含むため、研究材料として利用しました。

妖怪誕生

まるで妖怪の花が咲いたよう。

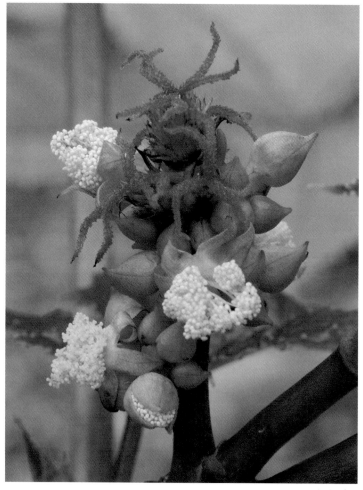

トウゴマ

インドの伝統医療ではこのトウゴマの種子からとれる油（ヒマシ油）がよく利用され
ます。毒性の強いたんぱく質の成分を含み、下痢を引き起こすので利用には注意が必
要です。

提灯お化け

古い提灯が一つ目小僧になってぱっくりと口が割れ、がぶりと噛まれそうである。

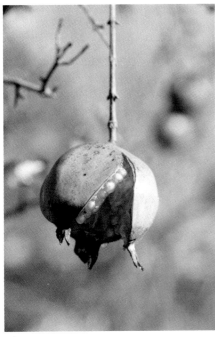

ザクロ

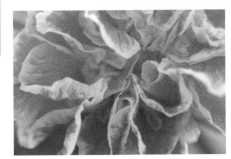

ザクロ（八重咲きのため実は付けない）

裂けた果実の中にはルビー色の宝石ような甘酸っぱい汁を蓄えた種子を多数付けます。種子が多いため中国では子孫繁栄を象徴するとされます。

黄色い牙

黄色い花が牙をむき出しているように見える。

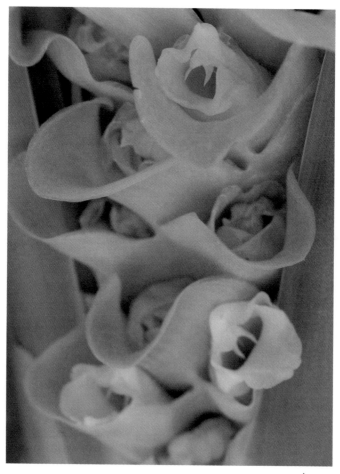

ウコン

ウコンの根茎はスパイス名では"ターメリック"と呼びます、カレーの黄色はこのターメリックに含まれる色素（クルクミン）の色です。ウコンは胆汁分泌を促進する作用があるとされます。

海中散歩の潜水艇

花がまるで海中に潜水艇が集合しているように見える。

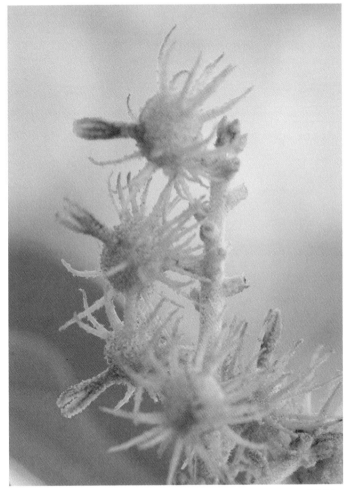

アカメガシワ（雌花）

アカメガシワは日本各地の日当たりの良い場所によく生えている雄木と雌木が別々の木です（雌雄異株）。民間薬として樹皮が胃薬などとして利用されます。

昇天

ぎょっとした。ハナズオウの樹に蜂が止まっていると思ったら？
"モズのはやにえ"であった。

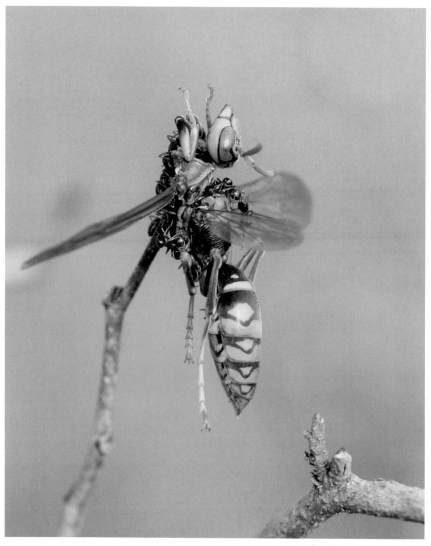

ハナズオウとキアシナガバチ

ホワイトクロス

昇天した蜂を悼むかのように、十字架が並んでそびえている。

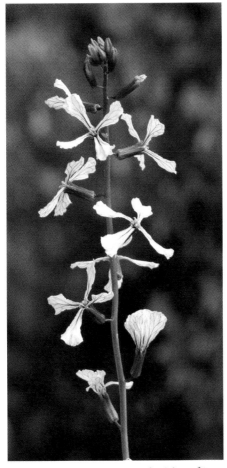

キバナスズシロ

アブラナ科の野菜で、ほんのり、ごま油の味がする若い葉を"ロケット"、"ルッコラ"と呼びサラダなどに利用します。アブラナ科の植物はいずれも十字架のような4枚の花弁を持つことが特徴です。以前はアブラナ科のことを十字花科と呼んでいました。

蛇

遠くから見ると棚に蛇がぶら下がっているよう。よく見るとウリの1種であった。

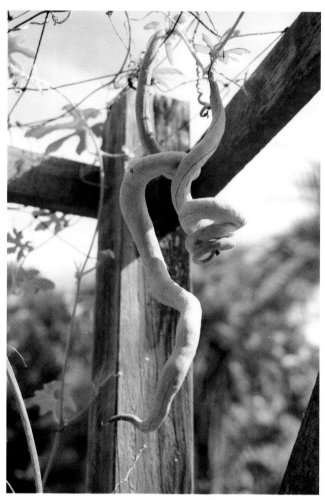

ヘビウリ（撮影：半田山植物園）

植物園では栽培していません。若い果実は食用になるそうです。

鎌首

ふと蕾を見やるとコブラが鎌首をもたげたようで、思わず後ず
さりした。

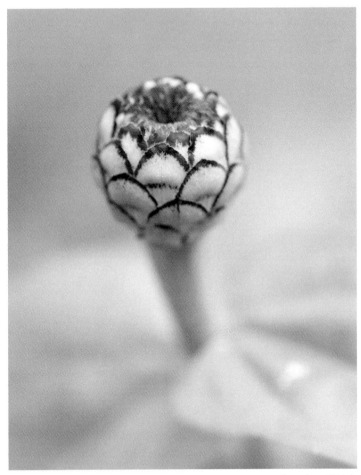

ヒャクニチソウ

キク科の花は多数の花の集まりからできていて、全体を頭花と呼びます。その頭花を
多数の小さな葉（総苞片）が包んでいます。コブラの鱗に見えるのは、総苞片です。タ
ンポポとセイヨウタンポポを区別するときに総苞片が利用されます。

恐竜出現

植物園に突然恐竜がやってきた。

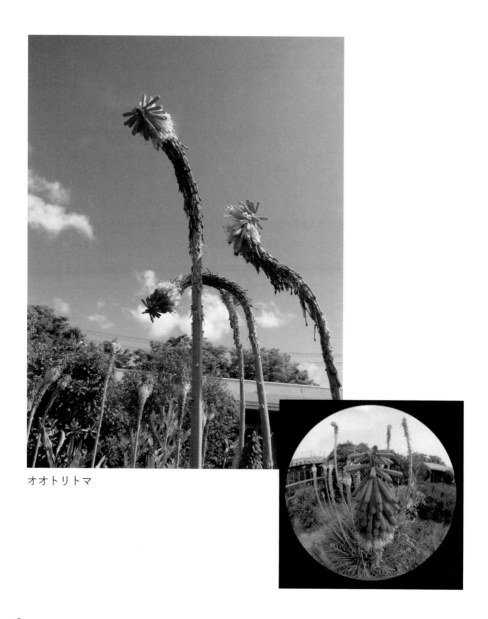

オオトリトマ

第5章　花に追われた恐竜

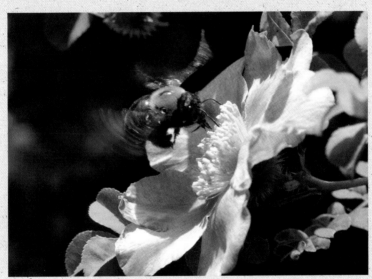

イザヨイバラとクマバチ

30年前にNHKサイエンス・スペシャル「40億年はるかなる旅」というシリーズ番組が放送されました。その中の「花に追われた恐竜」という内容にとても興味を惹かれました。「恐竜は被子植物の誕生により駆逐されていき、そして花は昆虫との共生を選んだ。」という内容でした。植物園でも日々、花と昆虫とが共生しながら営みが行われています。この章では恐竜時代からの植物や植物園で観察される昆虫を紹介します。

蝉しぐれ

音を聞いたり、匂いを嗅ぐと子どもの頃の記憶が呼び覚まされる。蝉の声を聞くと、父親と私が2人で入院していた岡山大学病院の病棟で聞いた蝉の声を思い出す。植物園には、あちらこちらにたくさんの蝉の抜け殻がある。この写真は子どもの頃によく買っていたスネーキパンのようにも見える。蝉の抜け殻をお尻から見た所だ。

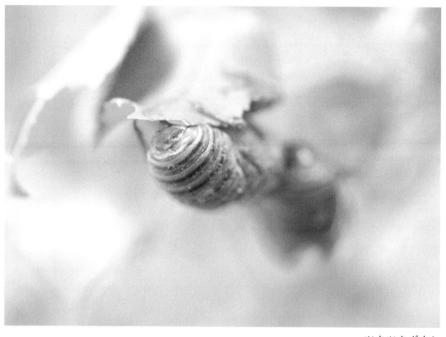

ツクツクボウシ

植物園には夏は人の話し声が聞こえないほど、本当にたくさんの蝉がいます。蝉の抜け殻も実は薬、皮膚病に使われる漢方処方に配合されています。

茴香の森

<ruby>茴香<rt>ういきょう</rt></ruby>は私の背丈より高く、カメムシ、青虫、蝉、蜂、カナブンなど多くの昆虫が集まってくる。私はこれを「茴香の森」と名付けて、よく立ち寄った。生命の営みが感じられる。

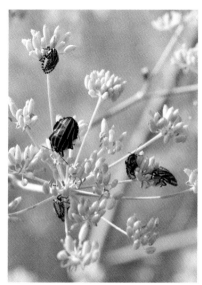

アカスジカメムシ

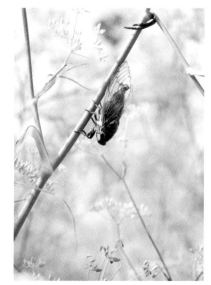

クマゼミ

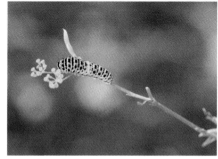

キアゲハの幼虫

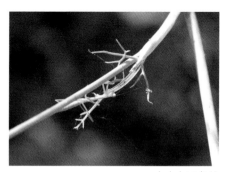

オオカマキリ

キアゲハの幼虫はウイキョウと同じセリ科のニンジンの害虫として知られています。

恐竜時代の生き残り

蘇鉄は恐竜が住んでいた1億5千万年以上前のジュラ紀に全盛を
きわめたといわれている。黄色い花粉が粉を吹いたように放出
され、たくさん路上に落ちていた。

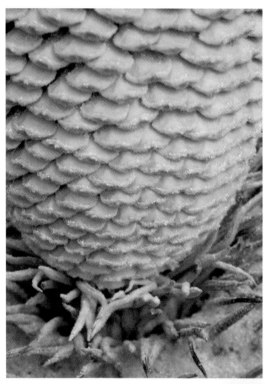

ソテツ（雄株）

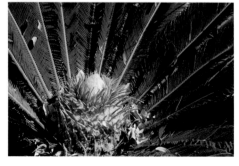

有毒な成分を含みますが、救荒植物と
してそのでんぷんが利用されたそうで
す。雄花が咲く時に発熱することを農
学部の先生に教えてもらいました。ま
だまだ知らないことばかりの植物の世
界です。

紫陽花船

額紫陽花<ruby>額紫陽花<rt>がくあじさい</rt></ruby>に可愛い蜘蛛が陣取っていて、小舟で流れているようだ。

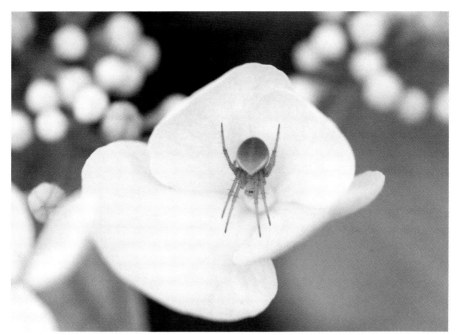

ガクアジサイとサツマノミダマシ（コガネグモの仲間）

ガクアジサイで萼が目立つ周辺に咲いている花は装飾花（または中性花）で実を付けません。江戸時代に来日したシーボルトが日本の愛人の名前を学名に付け発表したとされますが、実際には採用されませんでした。

アスパラガスの実？花？知ってますか？

アスパラガスは野菜として食用にする。その花や実を見ること
は少ないと思う。まだ青い実に甲羅の美しいカメムシが止まっ
ていた。

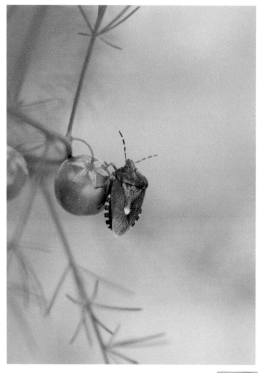

マツバウド(オランダキジカクシ)
とアオヘリクチブトカメムシ

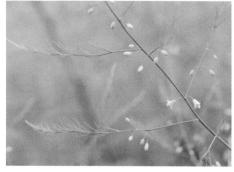

マツバウド (松葉独活) の若い茎を"ア
スパラガス"と呼びます。栄養ドリン
クにも配合されている"アスパラギン
酸"という名前のアミノ酸は、このア
スパラガスに由来して付けられた名前
です。アスパラガスは疲労回復に有効
な食材とされます。

花粉大好き

まるでお菓子の粉を口にいっぱい付けて食べている子どものよう。

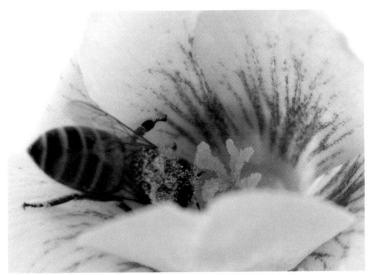

シナアブラギリとミツバチ

油を含む大きな実を付ける植物です。その油には発がんを促進する有毒な成分を含みます。柔らかな雰囲気の花、その花粉をほおばる蜂の様子からは想像しがたいですね。

潜む

唐辛子の白い可憐な花を撮影しようとしゃがみ込むと、可愛い顔をしたバッタが潜んでいた。土と見分けが付かない。

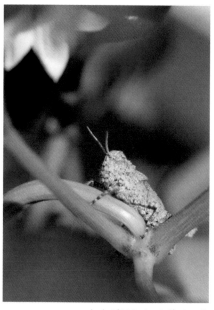

トウガラシとイボバッタ

花の蛸に喰いつけ

白の花弁に黄色の蛸が乗っかっているよう。シロテンハナムグリが喰いついている。良い香りが印象的な栃子の花にカナブン類がよく寄ってくる。

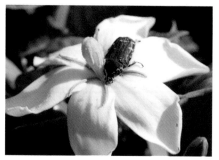

クチナシとシロテンハナムグリ

梅雨時にアジサイと競うように花を付けます。香りの良い花のナンバーワンです。秋に赤茶色に熟した果実は"山梔子"と呼ばれ、漢方処方に配合して、また、民間薬としても利用されます。また、果実の黄色い色素は、沢庵や栗きんとんの着色にも使用されます。

愛嬌

南瓜（カボチャ）の花を覗くと、目がぱっちりと愛嬌のある顔が飛び込んできた。お腹は南瓜の花と同じ黄色。ウリ科の植物が好きな害虫だ。

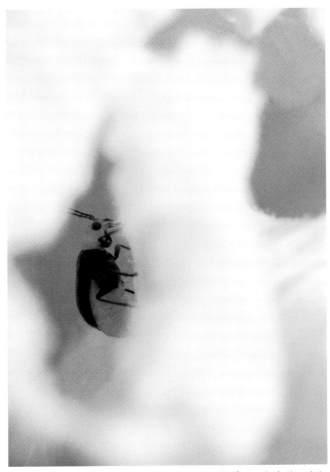

ニホンカボチャとウリハムシ

カボチャは果実を食べる野菜ですが、薬としてはニホンカボチャの種子を"南瓜仁（なんがにん）"と呼び虫下しに利用します。

第5章　花に追われた恐竜

ようこそジャングルへ

温室に入ると気温・湿度が高く熱帯のジャングルに迷い込んだような錯覚に陥ります。
圃場とはまた一味違う植物が観察できます。温室で育つ植物を紹介します。

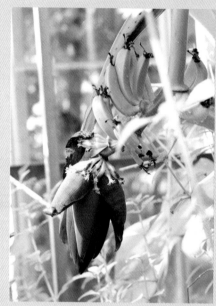

バナナ

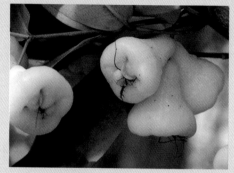

ミズレンブ

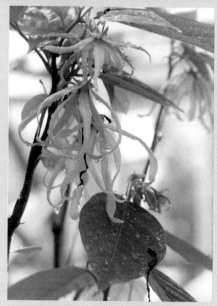

イランイランノキ

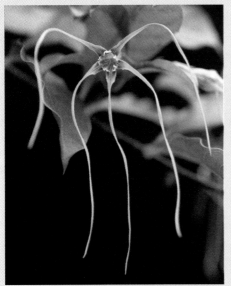

キンリュウカ

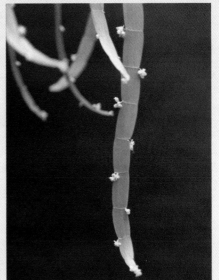

カンキチク

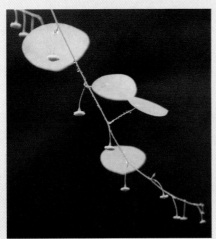

タマザキツヅラフジ

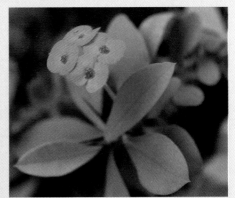

ハナキリン

番外編　蜘蛛の糸

花には蜜や花粉を求めて昆虫が寄ってくる。それを待ち構えているのが、ナガコガネグモの幼生である。雨上がりに巣を編んでいた。

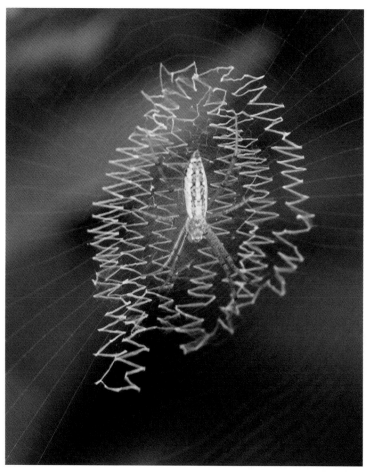

ナガコガネグモ

第6章　果実のご褒美

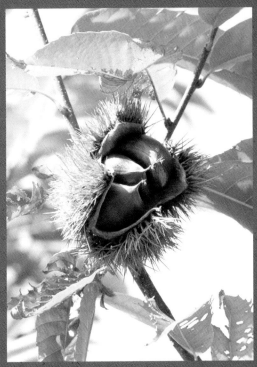

クリ

昆虫には花粉と蜜を提供し、さらに果実を作りだした被子植物は鳥類や哺乳類との関係を深めていったとされます。植物の生存勢力拡大の知恵が隠されています。この章では、果実を中心に紹介します。最後に植物園を訪れる野鳥の写真も載せました。

クラゲの海中散歩

赤い浜茄子の実がクラゲのように足を出して遊泳している。

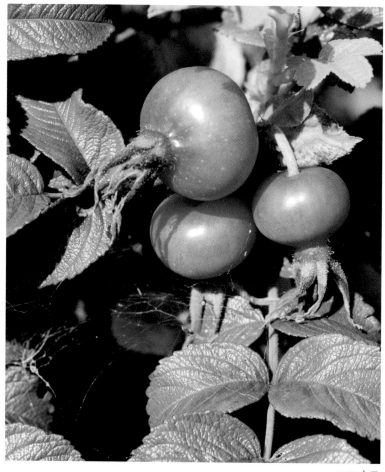

ハマナス

ローズヒップと呼ばれるハーブがあります。この赤い実も"バラ（Rosa属植物）のお尻（ヒップ）"ですね。ジャムやハーブティーとして利用されます。

楊貴妃の涙

荔枝（れいし）は、楊貴妃が好んでいたといわれている果物。玄宗皇帝が
楊貴妃のために長安から海南（福建省）まで取りに行かせたと
いう話もある。

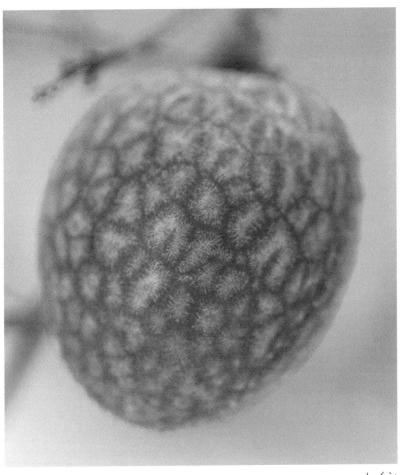

レイシ

種の周りの仮種皮（かしゅひ）と呼ばれる果肉状のゼリーのようなものが甘く、独特の香りがあり
ます。

青空に映える赤い宝石

上空に陽を浴びながら赤く輝いている。

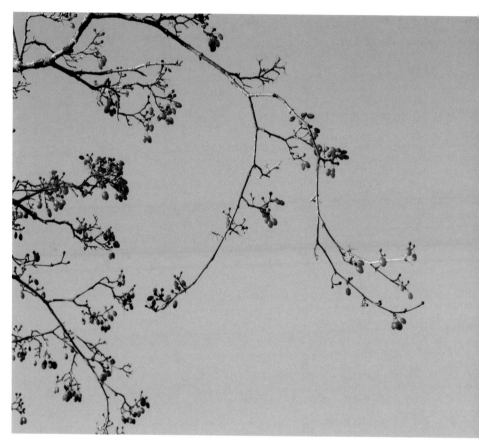

サンシュユ

早春には黄色い花を咲かせ "ハルコガネバナ（春黄金花）"、秋には赤い実を付け "アキサンゴ（秋珊瑚）" の別名を持つ "サンシュユ（山茱萸）" は、四季を通じて植物園を彩ります。「渋い！すっぱい！だけどおいしい」果実は、薬用酒や漢方処方に配合して利用されます。

赤い蜜柑

秋は実りの季節。皮をむいた蜜柑が並んでいるように見える。

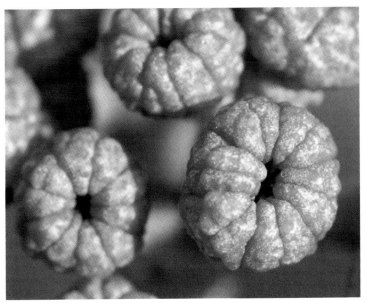

ゴシュユ

前ページの "サンシュユ（山茱萸）" に続き、こちらは呉の茱萸と書いて "ゴシュユ（呉茱萸）" です。とても苦い果実は、冷えの改善に有効とされ、しもやけなどにも使われる漢方処方に配合して利用されます。

水中花

雨上がりの花がまるで川面に咲いているようにゆらゆらと煌めいている。独活（うど）の大木のイメージとはほど遠い。

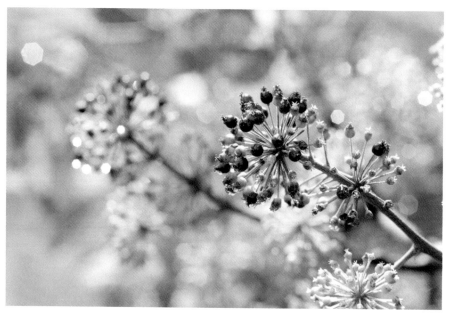

ウド

ヤツデやチョウセンニンジン（薬用の人参）と同じウコギ科の植物です。主軸が短く同じところから球状に花を付けます（散形花序）。その後の実が熟する様子がよくわかる写真ですね。花や実の付き方も植物ごとにある程度決まっているので、植物の仲間を見分けるポイントになります。

フグ

便利な時代になった。写真を撮った植物の名前が画像検索できる。ハマナスの仲間の実なのにフグの写真が出てきて本当にビックリ。

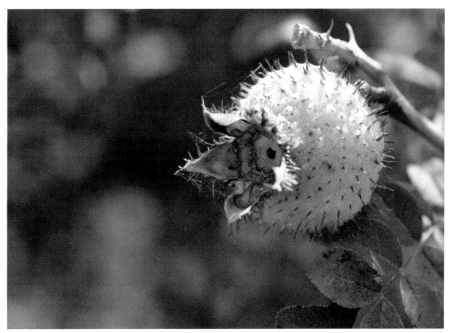

イザヨイバラ

ハマナスの仲間で、黄色いローズヒップにとげが生えています。こんなに痛々しい姿になって、果実を守ろうとしているけなげな植物です。酸味のある果実はお茶として飲まれます。

タンゴを踊ろう

オクラが2本ダンスをしている。食卓で食べるときは、こんな陽気な姿はイメージできなかった。

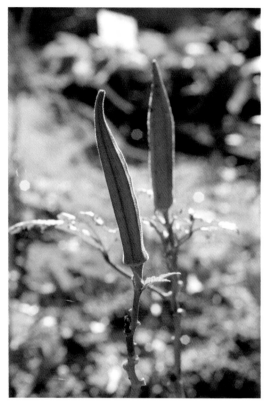

アカオクラ（オクラの栽培品種）

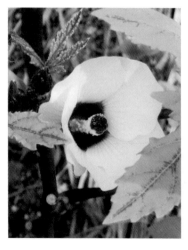

未熟果を野菜として利用するオクラの実が赤くなる品種です。オクラは食べる時期を過ぎると、種子が一気に硬くなり、果皮も繊維質になる劇的な変化が起こります。植物園では一年草の多くは種を採って次の世代を育てるため、植物の変化する多様な姿を観察することができます。

コットンボール

「綿が実を付けた」との耳よりな情報。昔懐かしいお布団に使用した綿そのものだ。

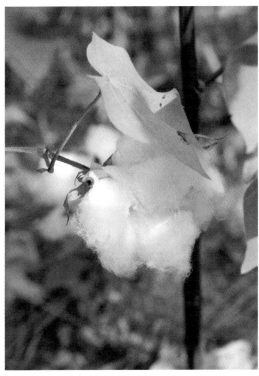

ワタ

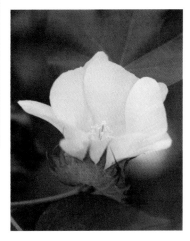

ワタもアオイ科の植物で、ハイビスカスをクリーム色にしたような花を付けます。木綿は種子の周りに発達した繊維のことです。この繊維を紡ぎ、織ることで木綿の布ができます。人間との関わりも深く、文化や歴史を考える材料ともなります。

フクロウが枝に吸い付く

フクロウのような実を多数付けている。実を割ってみると、真っ黒な種が。羽根突きの羽根の玉に使用されてきたそうだ。

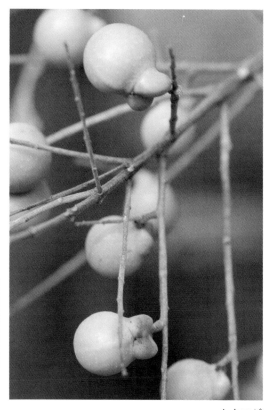

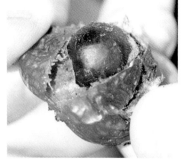

ムクロジ

果皮はサポニンと呼ばれる成分を含み泡立つ性質があるので、石鹸代わりに利用されてきました。硬い種子は数珠にも使われます。

ぬばたま

皮がはじけると真っ黒な実が。「ぬばたまの…」と詠われ、万葉の時代から黒・夜の枕詞となっている。黒の中の黒である。オレンジ色の優雅な花から想像もできなかった。

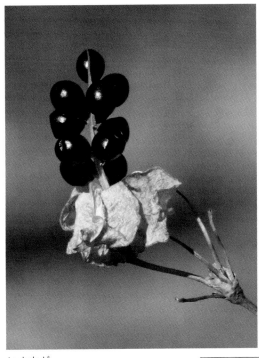

ヒオウギ

写真にはありませんが葉が扇のように見えるため"ヒオウギ（檜扇）"の名前が付いたとされます。根茎は"射干"と呼ばれ、中国ではのどの炎症を抑える目的で利用されてきました。

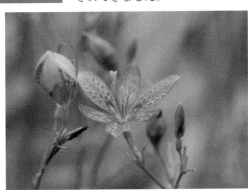

茶道具の棗はこの実から

茶器の棗にそっくり。それもそのはず、その名前の由来。

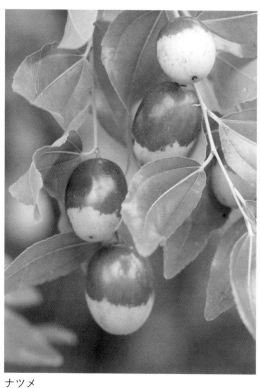

ナツメ

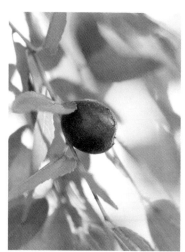

サネブトナツメ

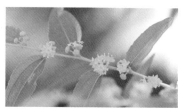

サネブトナツメの花

ナツメの果実は"大棗"と呼ばれ、多くの漢方処方に配合されます。生の果実は青リンゴの味がして美味です。一方、サネブトナツメの種子は"酸棗仁"と呼ばれ、鎮静作用や安眠作用を期待して漢方処方に配合して利用されます。

映画「E.T.」の顔

ベトナムや台湾のお土産として蓮
の実のお菓子を貰ったことがある
が、そのおいしさは花から想像は
できるが、この実からは想像でき
ない。

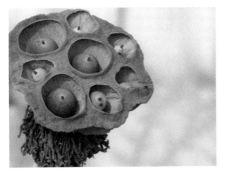

ハス

硬くなる前の青い実はそのまま食べるこ
とができます。このようにカチカチにな
ってからは、とても食べることはできま
せん。ハスのなかでも大賀蓮と呼ばれる
古代ハスは２千年の眠りから覚めたと表
現されますが、硬い殻のおかげで生命力
を失うことがなかったと考えられます。
種を発芽させるために、金やすりで傷を
付けてから蒔きました。

小象の群れ

生け垣に何か潜んでいる。小象た
ちかと思ったら児の手柏の実であ
った。

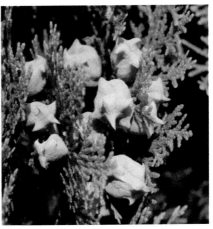

コノテガシワ

良い香りのする裸子植物です。裸子植物
の場合は果実と呼ぶことは厳密な表現で
はありませんが、ここでは広く果実とし
て紹介します。

ご褒美を求めて

メジロが枇杷の蜜を吸いに、ヒヨドリが車輪梅の実を啄みに来る。蜜や果実は鳥たちのごちそう。

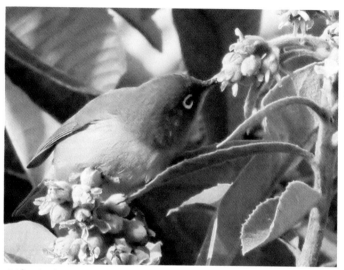

メジロとビワ

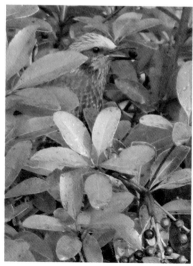

ビワは冬に花をつけるので、たくさんの鳥や昆虫が蜜を求めて飛来します。

ヒヨドリとシャリンバイ

バックシャン

どうもこのツガイは植物園を縄張りにしているようだ。私と距
離を保ちながら地面の餌を啄む様子をよく見かけた。

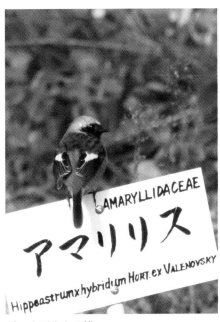

ジョウビタキの雄

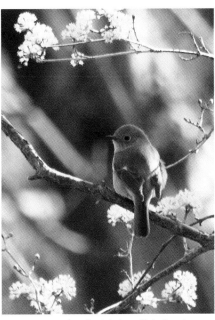

ジョウビタキの雌とサンシュユ

飛翔

他の植物の実がなくなると、栴檀の実を食べにやってくる。

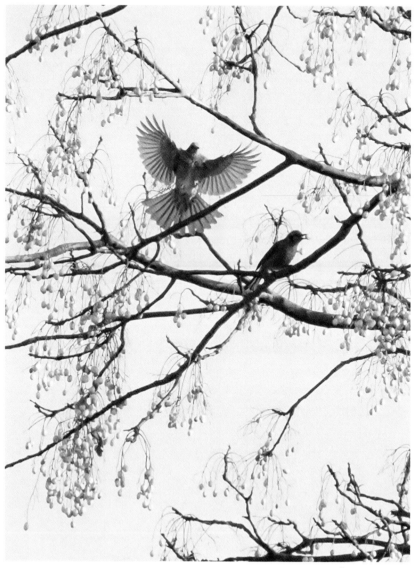

センダンとヒヨドリ

第7章　錦秋

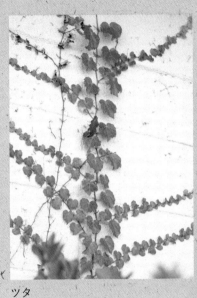

ツタ

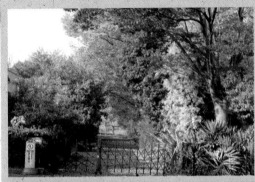

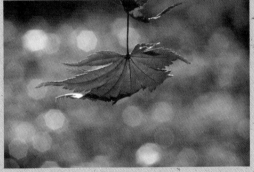

イロハモミジ

　緑一面の夏を過ぎると紅葉の季節。植物園は、黄色や紅色に彩られ
ます。また、多くの植物が実を付ける時季です。果実についてはす
でに紹介したので、ここでは秋に咲く花など秋の風景を紹介します。

紅白の曼珠沙華

お彼岸になると不思議に一斉に咲くのが彼岸花、別名で曼珠沙華である。あぜ道によく植えてあるのは毒のためにモグラが来ないようにしているそうだ。

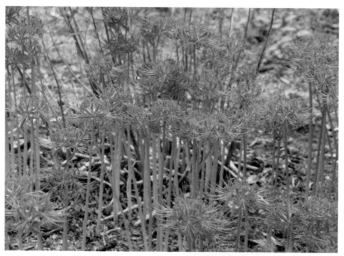

ヒガンバナ

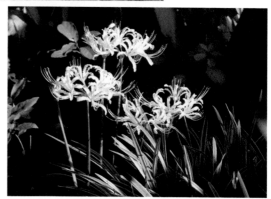

シロバナマンジュシャゲ

救荒植物として鱗茎のでんぷんを利用されたこともあるそうですが、有毒な植物です。その有毒成分の1種（ガランタミン）はアルツハイマー治療薬して利用されます。花が終わってから葉を伸ばすので、花と葉を同時に見ることはできません。

竜の髭

鮮やかな紫の衣装を纏った竜が顔を覗けていた。赤色のひも状
に見える部分が料理に用いるサフランの原料になる。昔マルセ
イユで食べたブイヤベースを思い出した。

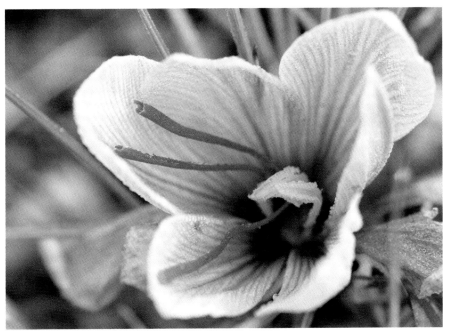

サフラン

黄色く食材を染めるサフラン。花から採れる雌蕊は少量です。"番紅花"と呼ばれ鎮静
作用などを期待して薬草としても利用されますが、重さ当たりの最も高価な生薬とい
われます。

清楚

お茶は毎日飲んでいるが花は知らなかった。うつむいた清楚で
控えめな花である。目つきの悪い蜜蜂がやってきた。

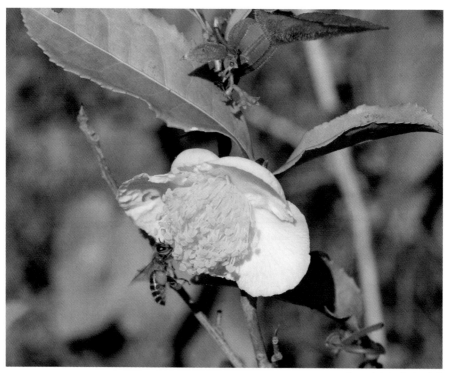

チャノキとミツバチ

日本人の生活にはかかせない緑茶、福建省からやってきたウーロン茶、英国貴族の飲
み物紅茶、いずれもチャノキの葉が原料となります。加熱によりすぐに酵素を失活さ
せたものが緑茶、ウーロン茶は半醗酵、紅茶は完全発酵させたものです。成分のポリ
フェノールの構造がそれらの色の違いにも関係しているといわれます。カフェインを
含み、コーヒー同様、習慣性のある嗜好飲料です。

万葉の時代から優雅に

大風で倒れていたので起こして撮影した。奈良時代に山上憶良
が秋の七草として詠み、日本人の美意識に響く花である。

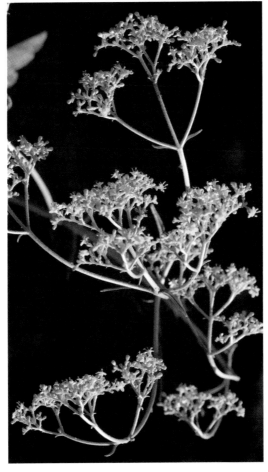

オミナエシ

雰囲気のある米粒のような花を咲かせますが、飾るときついにおいがします。醤油が
腐敗したような不快なにおいがするため別名 "ハイショウ（敗醤）" と呼ばれます。生
け花には不向きです。私も失敗したことがあります。

枝先に麒麟と河馬

葉が落ちるころ枝にコブが付いている。麒麟<ruby>麒麟<rt>きりん</rt></ruby>や河馬<ruby>河馬<rt>かば</rt></ruby>の顔にも見える。アブラムシが寄生してできた虫こぶだった。

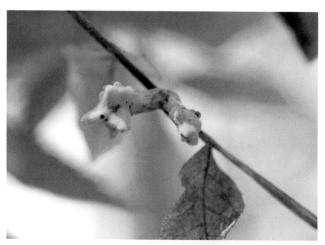

ヌルデ

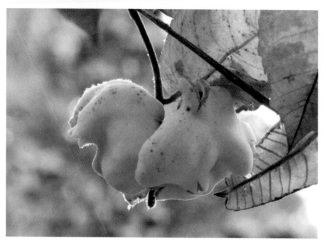

落葉とともに寄生した虫も飛び去っていきます。虫こぶは虫の刺激により葉の一部が腫瘍化したものであるため、形もいびつです。ヌルデの虫こぶは"五倍子<ruby>五倍子<rt>ごばいし</rt></ruby>"と呼ばれ、お歯黒や染料の原料として利用されていました。

第8章　人の営みとともに

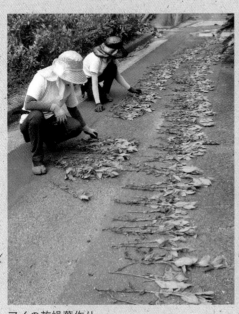

アイの乾燥葉作り

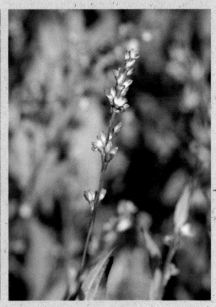

アイ

　洋の東西を問わず我々の先祖は古代から生活の知恵として植物を利用してきました。ここでは西洋医薬品のもとになった植物や日本の民間薬、生活に関連する植物を紹介します。

ジギタリス中毒

学生時代に薬理の授業でまず習い、心電図の講義ではジギタリス中毒の波形を習った。このような艶やかな花とは驚いた。

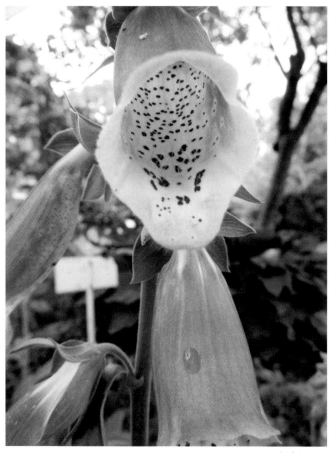

ジギタリス

強心配糖体と呼ばれる心臓の働きを強める作用のある成分を含む重要な薬草（有毒）です。別名で"Foxglove"と呼ぶのはベル状の花をきつねがはめる手袋に例えているとか。中を覗くとちょっと派手な点々柄が見えています。

華岡青洲の麻酔薬と関連あり

朝鮮朝顔と教えてもらったら華岡青洲の母と妻との物語を思い出した。

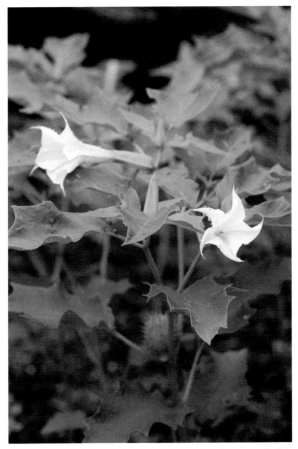

ヨウシュチョウセンアサガオ

江戸時代の有名な医師である華岡青洲が日本で初めて行った乳がん手術の麻酔薬に利用した通仙散（つうせんさん）に配合された植物は“チョウセンアサガオ”です。写真の植物と同属の植物ですが別の植物です。どちらも副交感神経を遮断するトロパンアルカロイドと呼ばれる成分を含み、有毒です。

日々新たなり

ピンクの可愛い花が群生している。初夏から晩秋まで次々に花を付ける。日日草にはアルカロイドが含まれており、その中の一つのビンクリスチンは私もよく知っている抗がん剤だ。その原料の植物だと教えてもらい、驚いた。

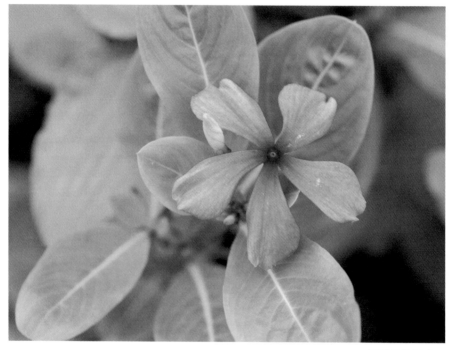

ニチニチソウ

暑さに強い熱帯原産のキョウチクトウ科の植物です。キョウチクトウ科の植物の花は渦巻き状に咲くものが多くあります。ニチニチソウの花もスクリューのようですね。

現の証拠

夏の最中に草むらでひっそりと淡いピンクの花が咲いている。「煎じ液を飲めばまたたくまに下痢が止まる」という意味で"現の証拠"と名付けられた。

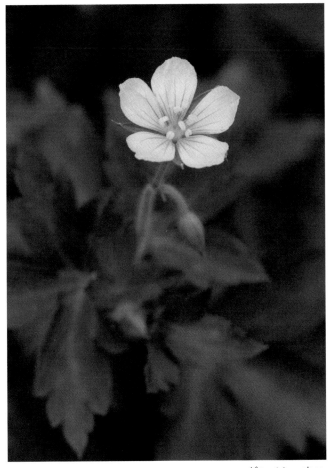

ゲンノショウコ

日本の代表的な民間薬として利用されてきた植物です。

痛み取りの名人

名前は「若葉を揉んで傷口に付けると血が止まり、痛みが取れた」という伝承からきているそうだ。一部の枝は秋空に向かって勢いよく伸びていた。

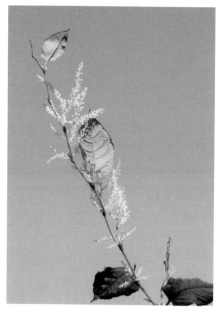

イタドリ

雑草として扱われますが根は "虎杖根（こじょうこん）" と呼ばれ、便秘に有効とされます。また、春に伸びてくる若い茎はそのままかじって酸味を楽しんだり、塩漬けにして食用にします。

秘薬　病人を引き起こし、延命させる草

医師として貴重な薬草を教えてもらった。弘法大師が病に倒れ苦しむ旅人にこの葉を与えたところ、たちまち回復したという逸話から名前が付けられたそう。

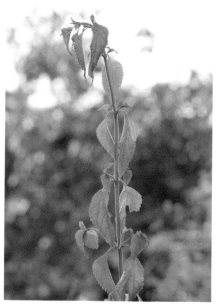

ヒキオコシ

苦みが強い薬草で、胃腸の働きを促進することが知られています。"エンメイソウ（延命草）" という別名もこの植物の薬効を示しています。

万年青年

いつ見ても常緑樹のように緑の茎を保っている。花は万年青年
が集まっているかのように多くの顔が並んでいる。

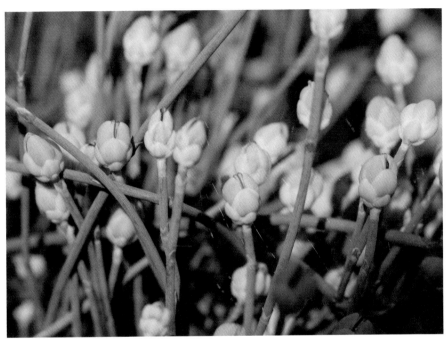

シナマオウ（雌株）

植物分類上で原始的とされる裸子植物です。漢方処方として有名な "葛根湯" にも配
合されています。日本の近代的な薬学の始まりとも関連のある重要な植物です。

子孫繁栄

譲葉（ゆずりは）は、新しい葉が古い葉と入れ替わるように出てくる性質から「親が子を育てて家が代々続いていく」ことを連想させる縁起木で、正月の鏡餅飾りや庭木に使われる。

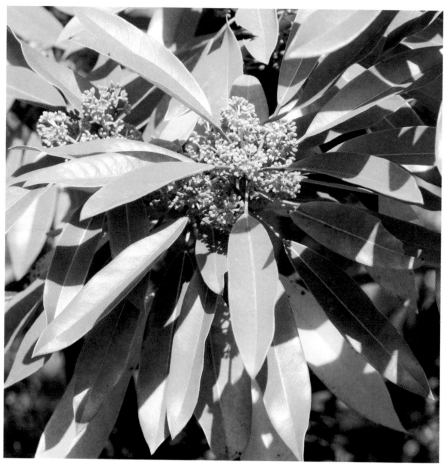

ユズリハ（雄株）

縁起が良いとされる木ですがアルカロイド成分を含んでいるため有毒です。鏡餅に飾るだけにしましょう。

眼病に有効な植物２種

民間療法で目の病に利用したとされる目木と、目薬ノ木と呼ばれる木がある。眼病も昔から厄介な病気だったと思う。

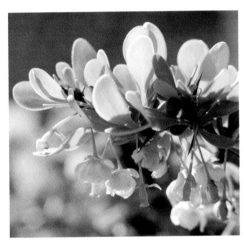

メギ

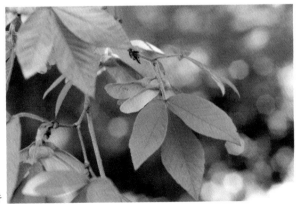

メグスリノキ

メギは別名で"コトリトマラズ（小鳥不止）"と呼ばれ、とげの多い低木です。メグスリノキは"チョウジャノキ（長者の木）"という別名を持ち、肝疾患にも有効とされ、健康茶として利用されます。

ビールはお好きですか？

ビール好きな者としては見逃がせない。緑色の葉が幾重にも重なっている果穂と呼ばれる部分がビールの苦み付けに使用されるそうだ。

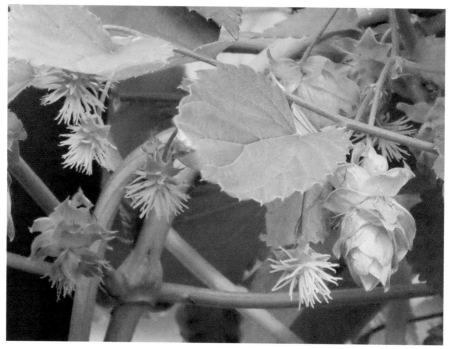

ホップ（雌株）

ホップは"セイヨウカラハナソウ"とも呼ばれます。雄花と雌花が別々の植物です（雌雄異株）。苦みのある黄色い粒（ホップ腺）が写真にある雌花の球果（果穂）で発達します。ホップには鎮静作用があることが知られていますが、ビールの飲みすぎはご法度です。

水引

遠目には気が付かず、草むらにひっそりと咲いていた。秋を感じる優雅な花。紅白の花の様子が熨斗に使う水引に似ていることからその名が付いた。

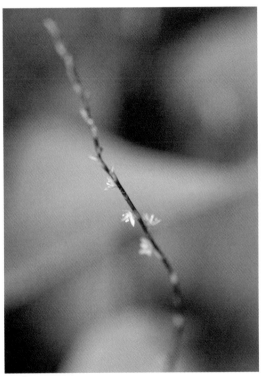

ミズヒキ

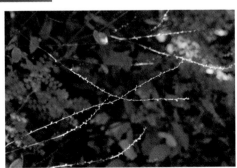

吾もこうありたい

岡山大学では国連の持続可能な開発目標（SDGs）に取り組んできた。その最初のプロセスは"あるべき姿を考える事"。吾亦紅<ruby>吾亦紅<rt>われもこう</rt></ruby>の名前の由来については諸説あるが、「吾もこうありたい」という思いをこめたともいわれている。

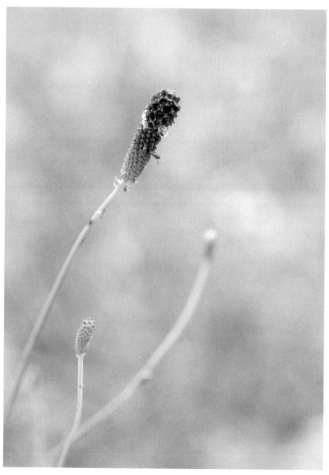

ワレモコウ

第9章　風冴ゆる霜の声

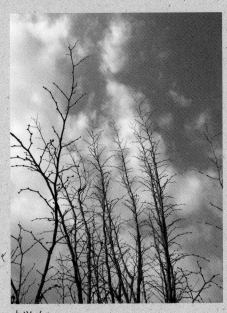

ナツメ

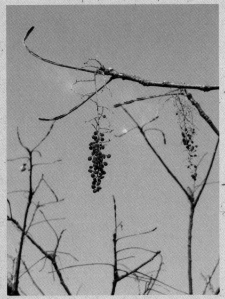

ヌルデ

誰一人いない冬の薬草園は静寂です。入り口では赤いサザンカと白いスイセンがお辞儀をして出迎えてくれます。寒い日の空は青い。葉は霜で白く縁どられ、日が当たる所から霜が溶け出し雫となる。枯れ枝が北風に耐えています。サルスベリ、タニウツギ、ヌルデの実が青空に揺れています。鳥たちは実を求めてやってきました。ジョウビタキがすぐ向こうに舞い降りてきます。コブシが「春よ来い」と大きな声で叫んでいるようです。その日は溶けるような夕陽が山を赤く、黄色い炎で染めていました。

破れ傘

寒い晴れた朝は霜がおりる。虫に食われたのか穴が開いている
が、お面の眼のようにも見える。

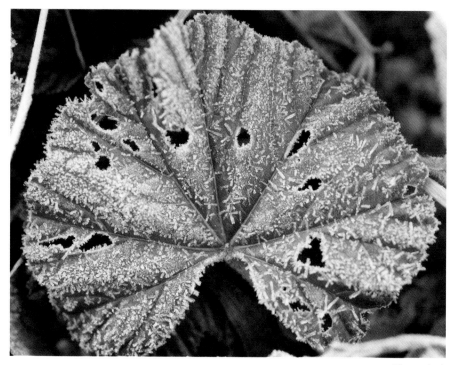

ゼニアオイ

霜が解けていく様子は、光とともに常に変化している自然の営みを感じることができ
る貴重なシーンです。冬があってこそ迎えることのできる春がきます。

枯れ葉の冬化粧

枯れ葉によく霜が付く。葉脈が白く浮き上がり立体的に見える。

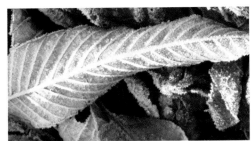
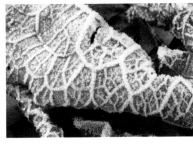

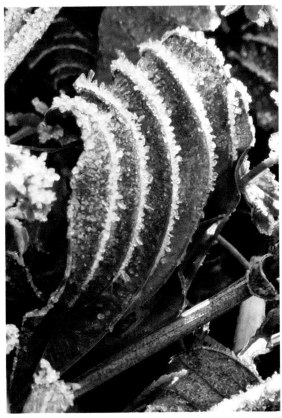

氷のドレス

氷のドレスを纏っているようにも
見える。

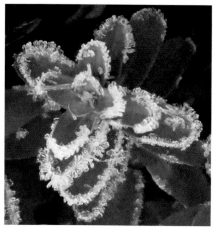

セイヨウオトギリ

氷華

写真の植物霜柱（しもばしら）の根は活動してお
り、氷点下2〜3度以下になると茎
の水分が凍り、皮を裂くようにし
て結晶が現れたものだとか。

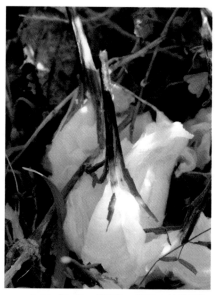

シモバシラ　（撮影：半田山植物園）

薄氷

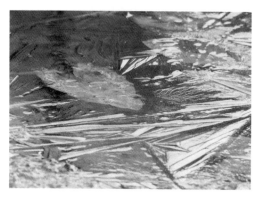

冷えた朝、水槽を覗いた。薄
氷が朝日を浴びて光っていた。

春を待つ

まだまだ寒いが、春に向けて芽吹きの準備を整えている。

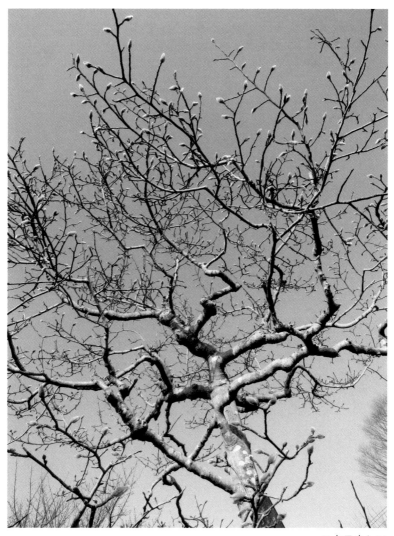

ハクモクレン

植物リスト

頁	タイトル	植物和名	科名	APG科名	学名
9	第1章 胡蝶の夢	アイ	タデ科		Persicaria tinctoria (Aiton) Spach
10	春を告げる蝶	マンサクの仲間	マンサク科		Hamamelis x intermedia
11	いつも蝶が	フサフジウツギ	フジウツギ科	ゴマノハグサ科	Buddleja davidii Franch.
12	白蝶の舞	ガクアジサイ	ユキノシタ科	アジサイ科	Hydrangea macrophylla (Thunb.) Ser. f. normalis (E.H.Wilson) H.Hara
13	花は舞う蝶のよう。においはカメムシ?	コエンドロ	セリ科		Coriandrum sativum L.
14	胡蝶の舞	イヌハッカ	シソ科		Nepeta cataria L.
15	蚕が?偏食の極み	クララ	マメ科		Sophora flavescens Aiton
16	黄蝶の乱舞	エニシダ	マメ科		Cytisus scoparius (L.) Link
17	可愛い妖精	ユキノシタ	ユキノシタ科		Saxifraga stolonifera Curtis
18	黄蝶の会話	ラッカセイ	マメ科		Arachis hypogaea L.
19	一夜の夢	ツキミソウ	アカバナ科		Oenothera tetraptera Cav.
20	空に向かう羽根	カミツレ	キク科		Matricaria chamomilla L.
		ムラサキバレンギク	キク科		Echinacea purpurea (L.) Moench
21	綿毛のワイングラス	キバナムギナデシコ	キク科		Tragopogon pratensis L
22	白のシャンデリア	ハクモクレン	モクレン科		Magnolia denudata Desr.
23	放春花	ボケ	バラ科		Chaenomeles speciosa (Sweet) Nakai
24	春の女神	ジオウ	ゴマノハグサ科	ジオウ科	Rehmannia glutinosa (Gaertn.) Libosch. ex Fisch. et C.A.Mey.
25	むべなるかな	ムベ	アケビ科		Stauntonia hexaphylla (Thunb.) Decne.
26	百花の王	ボタン	ボタン科		Paeonia suffruticosa Andrews
27	幸せを運ぶ花	スズラン	ユリ科	クサスギカズラ科	Convallaria majalis L. var. manshurica Kom.
28	瓜二つ	エビスグサ	マメ科		Senna obtusifolia (L.) H.S.Irwin et Barneby
		ハブソウ	マメ科		Senna occidentalis (L.) Link
29	スヌーピー	ヤグラネギ	ユリ科	ヒガンバナ科	Allium fistulosum L. var. viviparum Makino
	ここにも犬の横顔	シロナタマメ	マメ科		Canavalia gladiata (Jacq.) DC. f. alba (Makino) H.Ohashi
30	お花の中にヒヨコが	ビロードモウズイカ	ゴマノハグサ科		Verbascum thapsus L.
	牛の舌	シラン	ラン科		Bletilla striata (Thunb.) Rchb.f.
31	ペンギン	ミョウガ	ショウガ科		Zingiber mioga (Thunb.) Roscoe
	青い触角	キクニガナ	キク科		Cichorium intybus L.
32	マジックハンド	タンジン	シソ科		Salvia miltiorrhiza Bunge
	カーリー蔓髭	アミガサユリ	ユリ科		Fritillaria thunbergii Miq.
33	第2章 夏は来ぬ ウツギ(ウノハナ)	ウツギ(ウノハナ)	ユキノシタ科	アジサイ科	Deutzia crenata Siebold et Zucc
34	豪華なフリル	アメリカキササゲ	ノウゼンカズラ科		Catalpa bignonioides Walter
35	雨上がりの和装美人	シャクヤク	ボタン科		Paeonia lactiflora Pall.
36	天に伸びる	ゼニアオイ	アオイ科		Malva mauritiana L.
37	燭台	モミジアオイ	アオイ科		Hibiscus coccineus Walter
38	シューベルトの楽曲	セイヨウシナノキ	シナノキ科	アオイ科	Tilia x vulgaris Hayne
39	髭ダンス	ヘチマ	ウリ科		Luffa aegyptiaca Mill.

頁	タイトル	植物和名	科名	APG科名	学名
40	夏を告げるラッパ	ノウゼンカズラ	ノゼンカズラ科		Campsis grandiflora (Thunb.) K.Schum.
41	ゴッホのひまわり	ヒマワリ	キク科		Helianthus annuus L.
42	街灯	トウガラシ	ナス科		Capsicum annuum L.
43	夏なのに雪化粧	ハツユキソウ	トウダイグサ科		Euphorbia marginata Pursh
44	炎のように煌めく	フェイジョア	フトモモ科		Acca sellowiana (O.Berg) Burret
45	憂いを忘れさせる草	ホンカンゾウ	ユリ科	ワスレグサ科	Hemerocallis fulva L. var. fulva
46	花粉を求めて	サルスベリ	ミソハギ科		Lagerstroemia indica L.
47	願う気持ちのシンメトリー	トロロアオイ	アオイ科		Abelmoschus manihot (L.) Medik.
48	笑顔がいっぱい	ハナトラノオ	シソ科		Physostegia virginiana (L.) Benth.
49	ピンクの巣箱	タバコ	ナス科		Nicotiana tabacum L.
49	清々しい青い花	アマ	アマ科		Linum usitatissimum L.
50	晴れにも雨にもお似合い	ウイキョウ	セリ科		Foeniculum vulgare Mill.
51	開けゴマ	ゴマ	ゴマ科		Sesamum indicum L.
52	早乙女花と呼んでください	ヘクソカズラ	アカネ科		Paederia foetida L.
53	聖母マリアのミルク	オオアザミ	キク科		Silybum marianum (L.) Gaertn.
54	蜻蛉たちの休息場所	ハス	スイレン科	ハス科	Nelumbo nucifera Gaertn.
54		スイレンの仲間	スイレン科		Nymphaea sp.
		コウホネ	スイレン科		Nuphar japonica DC.
55		ハス	スイレン科	ハス科	Nelumbo nucifera Gaertn.
55		ヒメガマ	ガマ科		Typha domingensis Pers.
56	葉から咲く花	タチビャクブ	ビャクブ科		Stemona sessilifolia (Miq.) Miq.
57	連綿体	アフリカハマユウ	ヒガンバナ科		Crinum bulbispermum (Burm.) Milne-Redh. et Schweick.
58	八ツ橋の香り	ニッケイ	クスノキ科		Cinnamomum sieboldii Meisn.
59	第3章　光源氏	ベニバナ	キク科		Carthamus tinctorius L.
60	紫の君	オオムラサキツユクサ	ツユクサ科		Tradescantia virginiana L.
61	末摘花	ベニバナ	キク科		Carthamus tinctorius L.
62	一朝の恋	ムクゲ	アオイ科		Hibiscus syriacus L.
63	唯一の恋	アケビ	アケビ科		Akebia quinata (Houtt.) Decne.
64	豊麗な恋をする乙女	カリン	バラ科		Pseudocydonia sinensis (Thouin) C.K.Schneid.
65	ハートが二つ	ドクダミ	ドクダミ科		Houttuynia cordata Thunb.
66	青い星	ルリヂシャ	ムラサキ科		Borago officinalis L.
67	トパーズ（黄玉）	アーモンド（ヘントウ）	バラ科		Prunus dulcis (Mill.) D.A.Webb
68	イエローダイヤ	コウホネ	スイレン科		Nuphar japonica DC.
69	首飾り	クリ	ブナ科		Castanea crenata Siebold et Zucc.
70	サファイア	ヤグルマギク	キク科		Cyanus segetum Hill.
71	もうひとつのサファイア（蒼玉）	クサギ	クマツヅラ科	シソ科	Clerodendrum trichotomum Thunb. var. trichotomum
72	ダイヤの輝き	ホソバオケラ	キク科		Atractylodes lancea (Thunb.) DC.
73	カヌレ	ヒャクニチソウ	キク科		Zinnia elegans Jacq.
73	パンプキンシャーベット	ニホンカボチャ	ウリ科		Cucurbita moschata Duchesne

頁	タイトル	植物和名	科名	APG科名	学名
74		オグルマ	キク科		Inula britannica L. subsp. japonica (Thunb.) Kitam.
		ハナズオウ	マメ科		Cercis chinensis Bunge
		ウチワサボテンの仲間	サボテン科		Opuntia sp.
75		トウキ	セリ科		Angelica acutiloba (Siebold et Zucc.) Kitag.
76	真夏の夜の夢	ミシマサイコ	セリ科		Bupleurum stenophyllum (Nakai) Kitag.
		ヘンルーダ	ミカン科		Ruta graveolens L.
77		アジサイ	ユキノシタ科	アジサイ科	Hydrangea macrophylla (Thunb.) Ser. f. normalis (E.H.Wilson) H.Hara
		ジョウザン	ユキノシタ科	アジサイ科	Hydrangea febrifuga (Lour.) Y.De Smet et Granados
		イノンド	セリ科		Anethum graveolens L
78	ただいま取り込み中	ズッキーニ	ウリ科		Cucurbita pepo L. 'Melopepo'
	お邪魔虫	トウキ	セリ科		Angelica acutiloba (Siebold et Zucc.) Kitag.
79	第4章　美しい花には棘がある	カラタチ	ミカン科		Citrus trifoliata L.
80	白い花、青い棘	カラタチ	ミカン科		Citrus trifoliata L.
81	その名は弟切草	オトギリソウ	オトギリソウ科		Hypericum erectum Thunb.
82	喀血	ホトトギスの仲間	ユリ科		Tricyrtis sp.
83	剃刀の木	ニシキギ	ニシキギ科		Euonymus alatus (Thunb.) Siebold f. alatus
84	悪魔の舌	コンニャク	サトイモ科		Amorphophallus konjac K.Koch
85	白い針で目を覚ます	ミドリハッカ	シソ科		Mentha spicata L.
		ハッカ（ニホンハッカ）	シソ科		Mentha canadensis L. var. piperascens (Malinv. ex Holmes) H.Hara
86	針千本	オオダイコンソウ	バラ科		Geum aleppicum Jacq.
87	ヤマアラシ	フトモモ	フトモモ科		Syzygium jambos (L.) Alston
88	モヒカン刈り	チョウセンアザミ	キク科		Cynara scolymus L.
	針山に一輪	ゴボウ	キク科		Arctium lappa L.
89	ピンク妖怪	ギョリュウの仲間	ギョリュウ科		Tamarix sp.
90	妖怪誕生	トウゴマ	トウダイグサ科		Ricinus communis L.
91	提灯お化け	ザクロ	ザクロ科	ミソハギ科	Punica granatum L.
92	黄色い牙	ウコン	ショウガ科		Curcuma longa L.
93	海中散歩の潜水艇	アカメガシワ	トウダイグサ科		Mallotus japonicus (L.f.) Müll. Arg.
94	昇天	ハナズオウ	マメ科		Cercis chinensis Bunge
95	ホワイトクロス	キバナスズシロ	アブラナ科		Eruca vesicaria (L.) Cav. subsp. sativa (Mill.) Thell.
96	蛇	ヘビウリ	ウリ科		Trichosanthes anguina L.
97	鎌首	ヒャクニチソウ	キク科		Zinnia elegans Jacq.
98	恐竜出現	オオトリトマ	ユリ科	ススキノキ科	Kniphofia uvaria L.
99	第5章　花に追われた恐竜	イザヨイバラ	バラ科		Rosa roxburghii Tratt.
100	蝉しぐれ	該当なし			
101	茴香の森	ウイキョウ	セリ科		Foeniculum vulgare Mill.
102	恐竜時代の生き残り	ソテツ	ソテツ科		Cycas revoluta Thunb.
103	紫陽花船	ガクアジサイ	ユキノシタ科	アジサイ科	Hydrangea macrophylla (Thunb.) Ser. f. normalis (E.H.Wilson) H.Hara
104	アスパラガスの実？花？知ってますか？	マツバウド(オランダキジカクシ)	ユリ科	キジカクシ科	Asparagus officinalis L.

頁	タイトル	植物和名	科名	APG科名	学名
105	花粉大好き	シナアブラギリ	トウダイグサ科		Vernicia fordii (Hemsl.) Airy Shaw
106	潜む	トウガラシ	ナス科		Capsicum annuum L.
106	花の蛸に喰いつけ	クチナシ	アカネ科		Gardenia jasminoides Ellis
107	愛嬌	ニホンカボチャ	ウリ科		Cucurbita moschata Duchesne
108		バナナ	バショウ科		Musa x paradisiaca L.
108		ミズレンブ	フトモモ科		Syzygium aqueum (Burm.f.) Alston
	ようこそジャングルへ	イランイランノキ	バンレイシ科		Cananga odorata (Lam.) Hook. f. et Thomson
109		キンリュウカ	キョウチクトウ科		Strophanthus divaricatus (Lour.) Hook. et Arn.
109		カンキチク	タデ科		Muehlenbeckia platyclada (F.Muell.) Meisn.
		タマザキツヅラフジ	ツヅラフジ科		Stephania cephalantha Hayata
		ハナキリン	トウダイグサ科		Euphorbia milii Des Moul.
110	番外編　蜘蛛の糸	該当なし			
111	第6章　果実のご褒美	クリ	ブナ科		Castanea crenata Siebold et Zucc.
112	クラゲの海中散歩	ハマナス	バラ科		Rosa rugosa Thunb.
113	楊貴妃の涙	レイシ	ムクロジ科		Litchi chinensis Sonn.
124	青空に映える赤い宝石	サンシュユ	ミズキ科		Cornus officinalis Siebold et Zucc.
115	赤い蜜柑	ゴシュユ	ミカン科		Tetradium ruticarpum (Juss.) T.G.Hartley
116	水中花	ウド	ウコギ科		Aralia cordata Thunb
117	フグ	イザヨイバラ	バラ科		Rosa roxburghii Tratt.
118	タンゴを踊ろう	アカオクラ	アオイ科		Abelmoschus esculentus (L.) Moench
119	コットンボール	ワタ	アオイ科		Gossypium arboreum L. var. obtusifolium (Roxb.) Roberty
120	フクロウが枝に吸い付く	ムクロジ	ムクロジ科		Sapindus mukorossi Gaertn.
121	ぬばたま	ヒオウギ	アヤメ科		Iris domestica (L.) Goldblatt et Mabb.
122	茶道具の棗はこの実から	サネブトナツメ	クロウメモドキ科		Ziziphus jujuba Mill. var. spinosa (Bunge) Hu ex H.F.Chow
122		ナツメ	クロウメモドキ科		Ziziphus jujuba Mill. var. inermis (Bunge) Rehder
123	映画「E.T.」の顔	ハス	スイレン科	ハス科	Nelumbo nucifera Gaertn.
123	小象の群れ	コノテガシワ	ヒノキ科		Platycladus orientalis (L.) Franco
124	ご褒美を求めて	ビワ	バラ科		Eriobotrya japonica (Thunb.) Lindl.
124		シャリンバイ	バラ科		Rhaphiolepis indica (L.) Lindl. var. umbellata (Thunb.) H.Ohashi
125	バックシャン	サンシュユ	ミズキ科		Cornus officinalis Siebold et Zucc.
126	飛翔	センダン	センダン科		Melia azedarach L.
127	第7章　錦秋	ツタ	ブドウ科		Parthenocissus tricuspidata (Siebold et Zucc.) Planch.
127		イロハモミジ	カエデ科	ムクロジ科	Acer palmatum Thunb.
128	紅白の曼珠沙華	ヒガンバナ	ヒガンバナ科		Lycoris radiata (L'Hér.) Herb.
128		シロバナマンジュシャゲ	ヒガンバナ科		Lycoris x albiflora Koidz.
129	竜の髭	サフラン	アヤメ科		Crocus sativus L
130	清楚	チャノキ	ツバキ科		Camellia sinensis (L.) Kuntze

頁	タイトル	植物和名	科名	APG科名	学名
131	万葉の時代から優雅に	オミナエシ	オミナエシ科	スイカズラ科	Patrinia scabiosifolia Link
132	枝先に麒麟と河馬	ヌルデ	ウルシ科		Rhus javanica L. var. chinensis (Mill.) T.Yamaz.
133	第8章　人の営みとともに	アイ	タデ科		Persicaria tinctoria (Aiton) Spach
134	ジギタリス中毒	ジギタリス	ゴマノハグサ科	オオバコ科	Digitalis purpurea L.
135	華岡青洲の麻酔薬と関連あり	ヨウシュチョウセンアサガオ	ナス科		Datura stramonium L.
136	日々新たなり	ニチニチソウ	キョウチクトウ科		Catharanthus roseus (L.) G.Don
137	現の証拠	ゲンノショウコ	フウロソウ科		Geranium thunbergii Siebold ex Lindl. et Paxton
138	痛み取りの名人	イタドリ	タデ科		Fallopia japonica (Houtt.) Ronse Decr. var. japonica
	秘薬　病人を引き起こし、延命させる草	ヒキオコシ	シソ科		Isodon japonicus (Burm.f.) H.Hara
139	万年青年	シナマオウ	マオウ科		Ephedra sinica Stapf
140	子孫繁栄	ユズリハ	ユズリハ科		Daphniphyllum macropodum Miq.
141	眼病に有効な植物2種	メギ	メギ科		Berberis thunbergii DC
		メグスリノキ	カエデ科	ムクロジ科	Acer maximowiczianum Miq.
142	ビールはお好きですか？	ホップ	クワ科	アサ科	Humulus lupulus L. var. lupulus
143	水引	ミズヒキ	タデ科		Persicaria filiformis (Thunb.) Nakai
144	吾もこうありたい	ワレモコウ	バラ科		Sanguisorba officinalis L.
145	第9章　風冴ゆる霜の声	ナツメ	クロウメモドキ科		Ziziphus jujuba Mill. var. inermis (Bunge) Rehder
		ヌルデ	ウルシ科		Rhus javanica L. var. chinensis (Mill.) T.Yamaz.
146	破れ傘	ゼニアオイ	アオイ科		Malva mauritiana L.
147	枯れ葉の冬化粧	植物不明(3種)			
148	氷のドレス	セイヨウオトギリ	オトギリソウ科		Hypericum perforatum L.
	氷華	シモバシラ	シソ科		Keiskea japonica Miq.
	薄氷	該当なし			
149	春を待つ	ハクモクレン	モクレン科		Magnolia denudata Desr.

索引

156

あとがき

　緑豊かな岡山大学津島キャンパスの北西、夏にひときわ蝉の声が響くエリアがあります。そこが今回紹介した岡山大学大学院医歯薬学総合研究科附属薬用植物園です。文部科学省の設置基準による教育研究のための施設で、原則一般には非公開の施設ですが、岡山大学の学生諸氏には開かれています。四季を通じて薬草・薬木が移り変わっていく様子が観察できる貴重な場所です。多くの一年草は種から栽培しますので発芽・生長・開花・結実のサイクルを、寿命の長い樹木にあっても、一斉に芽吹く春から、開花・紅葉・落葉そして春を待つ準備、常緑樹もいつの間にか葉を入れ替えるなどなど、それぞれの植物ごとに動くことのできないハンディを乗り越えて、命を輝かせています。その中で、命をつなげるために訪れる昆虫や鳥たちの姿もよく見ることができます。今回、その植物園の生き物を魅力ある被写体としてとらえ紹介することのお手伝いができたことをうれしく思います。薬学部棟に隣接する場所に4700平方メートルの面積を持ち水槽、温室、藤棚などの設備を有し多様な種類の植物を栽培できているのは、歴代の薬学部長、研究科長、植物園顧問の先生方のご尽力、事務のサポートがあればこそです。そして、実際に栽培を担当する技能補佐員諸氏の細やかな愛情が植物園を支えています。この場を借りてお礼申しあげます。

　それぞれの名前の由来や利用方法、人間との関わりなど解説文には書ききれなかったことが多数あります。記載方針のページに少しですが参考にした書籍をあげましたが、これらだけでなくインターネットの情報も含め、先人たちの知恵の集積の一部を取り上げたものですので、不十分であることをお許しください。本書が植物と関わりのある生き物に興味を持つきっかけとなることを願っています。

谷口抄子

著者プロフィル

槇野 博史 (まきの　ひろふみ)

1975年岡山大学医学部医学科卒業。1996年〜2014年同学部第三内科（現腎・免疫・内分泌代謝内科学）教授、2009〜11年、大学院医歯薬学総合研究科長を務めた。その後理事・岡山大学病院長を経て、2017年4月から岡山大学学長に就任しSDGsへの貢献を掲げ、2017年末第1回ジャパンSDGsアワード「SDGsパートナーシップ賞」を受賞。2019年NY国連本部でのハイレベル政治フォーラムで、SDGs大学経営を世界へ発信。その後もグローバル・エンゲージメント戦略を推進し、地域・世界と共育共創し、「ありたい未来を共に育み、共に創る研究大学」を目指した。2023年4月より香川県病院事業管理者に就任。二科会写真部展入賞・入選。著書に、写真集『Beautiful and Mysterious Japan』『わしは北斎』ほか。

撮影機材

NIKON Df. AF MICRO NIKKOR, SIGMA EX DG FISHEYE
OLYMPUS E-M1 MarkII, CANON POWER SHOT 120,

谷口 抄子 (たにぐち　しょうこ)

宮崎県出身、鹿児島育ち。薬用植物園にあこがれて岡山大学に進学。1987年岡山大学薬学部薬学科卒業。1989年岡山大学大学院薬学研究科（修士課程）修了。1989年〜1992年旭化成工業水島製造所勤務。1992年〜2023年岡山大学薬学部助手〜大学院医歯薬学総合研究科（薬学系）准教授、薬用植物成分の化学構造の研究、生薬学・漢方薬学の教育および薬用植物園の管理に携わる。博士（薬学）。

昆虫・鳥類監修

大屋 厚夫 (おおや　あつお)

1942年島根県生まれ。東京医科大学卒業。岡山大学医学部第2外科教室に研究生として入局。外科学を学ぶ（医学博士）。本職の傍ら蝶・鳥の分類学と生態学を独学で修得。2005年から2011年まで日本蝶類学会会長。著書に『野外ハンドブック① 蝶』（山と渓谷社）、『琉球列島の蝶』（出版芸術社）『日本列島の蝶』（むし社）など。2020年蝶類の生態・分類学の功績に対し日本蝶類科学学会賞。

山の端に太陽が沈み
空が炎に包まれました。

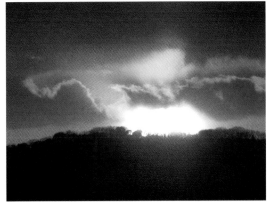

撮影：岡山大学本部棟

花と生命の営み　―岡山大学薬用植物園にて―

2024年2月29日　発行

著者　槇野博史・谷口抄子

昆虫・鳥類監修　大屋厚夫

発行　吉備人出版

　　　〒700-0823 岡山市北区丸の内2丁目11-22
　　　電話 086-235-3456　ファクス 086-234-3210
　　　ウェブサイト www.kibito.co.jp
　　　メール books@kibito.co.jp

印刷・製本　株式会社中野コロタイプ